『ゆるゆるネコ体操』の歌
お目覚めバージョン

どうも〜。おはようございます
寝ぼけまなこをそのままに
ゆるゆるダラダラ猫体操〜

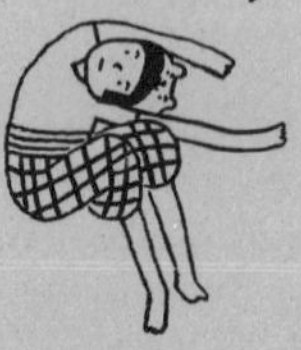

①
両手をあげーて　おなかを見せて
敵はいないぞ　リラックス
※「伸び伸び伸び伸び
お目覚めだニャーンッ!」
ふわぁ〜　ムニュムニュ　スーハー

わき腹のばーす　胃をのばーす
胴体モニョッと　長くなる
※繰り返し

②
おしりをプリッ　ひそかにクネッ
足をのばして　リラックス
※「しーしーしーしー
ウルトラし〜〜〜っ!」
ふわぁ〜　ムニュムニュ　スーハー

（モゾモゾモゾモゾモゾモゾモゾモゾ）

おしりをプリッ　こっそりクネッ
わき腹ちぢめて　リラックス
※繰り返し

③
お手てをクルンッと　まねき猫
ニャーゴニャーゴ
ニャゴニャゴニャゴニャゴ
※「金まねく〜　ニャンッ
人まねく〜ニャンッ」
ふわぁ〜　ムニュムニュ　スーハー

意地はらない　欲はらない
胸ははるけど　肩はらない
※繰り返し

④
お手ても足も　空高く
くねっ　くねっ　くねっ　くねっ　くねっ
※「ニャンニャン　パーンチ!
ニャンニャン　キ〜ック!」
ふわぁ〜　ムニュムニュ　スーハー

シュッシュッシュッシュッシュッシュッ
シュッシュッシュッ
シュッシュッシュッシュッシュッシュッ
シュッシュッシュッ
※繰り返し

⑤
横たわる　おなかはポヨンと
してていい
※「伸ばして　ポンッ
背中に　ポンッ」
ふわぁ〜　ムニュムニュ　スーハー

（モゾモゾモゾモゾモゾモゾモゾモゾ）

甘えん坊の　おでましだ
遠くのものを　たぐり寄せ
※繰り返し

⑥
お月様　出ておいで
満月　半月　三日月だ
※「おなかも　のびのび
背中も　ムニッ」
ふわぁ〜　ムニュムニュ　スーハー

（モゾモゾモゾモゾモゾモゾモゾモゾ）

お口をパクパク　シワのば〜す
にっこり笑顔で　アゴのば〜す
※繰り返し

⑦
しなやかに　ねじれねじれて
ビヨ〜ンッと　寝返り
※「ゴロゴロニャンニャン
ゴロニャンニャ〜ンッ」
ふわぁ〜　ムニュムニュ　スーハー

転がりすぎたら　目が回る
それでも　クルクルきもちいい〜
※繰り返し

（モゾモゾモゾモゾモゾモゾモゾモゾ）

⑧

ドックンドックン　鼓動を感じて
ドックンドックン　おなかン中で
※「まるまるニャ〜ン
まん丸ニャ〜ンッ」
ふわぁ〜　ムニュムニュ　スーハー
足のつけ根を　やわらかく
私は種　私は種
※繰り返し

⑨

種さん種さん　出ておいで
お陽さま呼んでる　芽を出して〜
※「呼んだかニャ？
なんか用かニャ？」
ふわぁ〜　ムニュムニュ　スーハー
お首もお肩も　ス〜ッと伸ばして
あら可愛い　見返り美人
※繰り返し

⑩

モコッとおしりを　突き出して
背中はなめらか　お手てはぬめらか
※「ヨガヨガヨガヨガ
伸び〜る　伸び〜る」
ふわぁ〜　ムニュムニュ　スーハー
これぞ猫　愛すべき猫
私は猫
※繰り返し

⑪

ニョニョニョニョニョニョニョニョ〜ッ
大きくな〜れ
世界は私の　背中で守る
※「アゴさげて〜
おなかはペタ〜ンッ」
ふわぁ〜　ムニュムニュ　スーハー
おびえないで　こわがらないで
毛を逆立てて　シッポをピンッ
※繰り返し
（モゾモゾモゾモゾモゾモゾモゾ）

⑫

おねだり上手な　きみの瞳に
お目めをほそめて　こたえるよ
※「お〜な〜か〜が〜
す〜い〜た〜ニャンッ」
ふわぁ〜　ムニュムニュ　スーハー
猫背のまんまの　不格好でも
きみが大好き　焦っちゃダメよ
※繰り返し

⑬

さぁいよいよ　立ち上がろう
届きそうで　届かない
※「伸び〜る　伸び〜る
お陽さま　キャ〜ッチ！」
ふわぁ〜　ムニュムニュ　スーハー
スラッとつま先　はいっ　気をつけ
おしりをキュッ　内ももキュッ
※繰り返し

⑭

さぁさぁ跳ぶわよ　空高く
ニョワ〜ンと軽やか　いっちゃって
※「ニャニャニャニャ
ジャ〜ンプッ！」
ふわぁ〜　ムニュムニュ　スーハー
着地はそろりと　ひそやかに
いや〜んドスンと　いわないで
※繰り返し

⑮

お風呂はあんまり　好きじゃない
でもでも私は　きれい好き
※「ブルブルブルブル
目覚めよ〜　目覚めよ〜」
ふわぁ〜　ムニュムニュ　スーハー
心も身体も　ふるいたたせて
今日という日を　乗り切ろう
※繰り返し

⑯

まん丸黒目が　かわいくて
覗きこんだら　吸い込まれちゃう
※「ぎゅ〜ん　ぎゅ〜ん
クワ〜〜ッ！」
ふわぁ〜　ムニュムニュ　スーハー
お目めのお疲れ　さようなら
爽快お目めに　おっはよ〜〜！
※繰り返し

⑰

きれいな空気を　いっぱい吸って
二酸化炭素を　いっぱい出して
※「吸って〜　ユルユル〜
吐いて〜　ウニャ〜」
ふわぁ〜　ムニュムニュ　スーハー
今日もニコニコ　元気に・・・
いってらっしゃ〜い
※繰り返し

お目覚めバージョンは、
www.facebook.com/yurunekotaiso
で全曲試聴できます。

ゆるゆるネコ体操

木次真紀・著
浅生ハルミン・イラスト

求龍堂

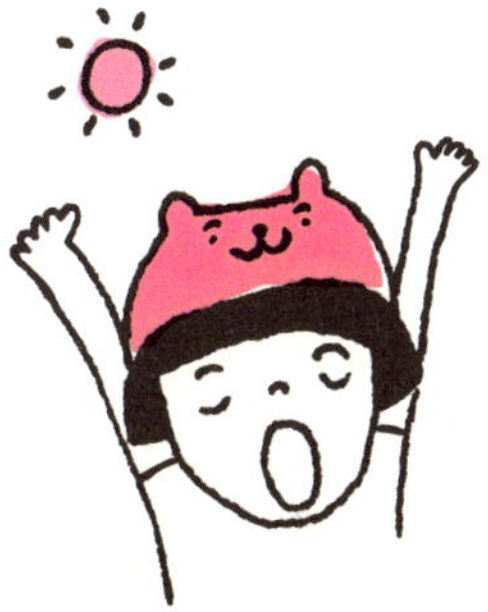

さあ、やるわよ～

はじめに

気持ちが先か、姿勢が先か!?

ネコちゃんって、猫背なのにとってもしなやかで瞬発力もありますね。でも、人間にとって猫背はあまり良くないとされています。もちろん、骨格の違いがありますからしょうがないのですが。

身体が疲れてくるとおなかに力が入りにくくなり腰がまがってきます。頭が前へ垂れさがり、首や肩が前に引っ張られてしまいます。人間の頭はボーリング球ほどの重さ（5～7kg）があると言われますから、それを支える首や肩にはグンと負担がかかります。気づいたときには、いわゆる猫背になっているというわけです。気持ちは明るかったはずなのに、この姿勢につられて楽しいことが考えられなくなってしまいます。

一方で、身体は疲れていないけれど、気持ちだけが沈んでいるときはどうでしょう。フゥ～ッとため息をつき、なんとなくおなかに力が入らず、肩もさがります。ほら、さきほどの猫背と同じような姿勢になっていませんか。視線もさがり、ますます頭が地面につきそうです。あら大変。マイナス思考で負のスパイラルに突入ですよ。

同じ猫背でも、身体の疲れから生じることもあれば、気持ちにつられて丸くなってしまうこともあるのです。心と身体は密接につながっています。「猫背をなおしたい」「姿勢を良くしたい」「肩こりを解消したい」「腰痛から解放されたい」。そういう思いは、気持ちを変えた方がいいのか、姿勢を矯正することが先なのか。さてさて、どちらだと思いますか？

身体や心にエネルギーが満ち溢れているときの姿勢は、はたから見ていても気持ちイイくらいスッとのびやかですね。視線も遠く前の方に向けられ、おそらく目もクワッと大きく開いていることでしょう。自然と口角もあがり、笑顔になっているかもしれません。この姿勢で暗く沈むようなことは考えにくいものです。プラス思考で心も身体も満たされるでしょう。

むかしはバレエダンサーをめざすほど柔軟だった猫師匠が、猫女《ねこじょ》とともに、『ゆるゆるネコ体操』を伝授してくれますよ。心身のバランスを整えるゆるゆる、ダラダラとした体操です。そばにいるネコちゃんと一緒に、もちろんネコちゃんがそばにいないあなたも、私たちと一緒に気持ちも姿勢もしなやかに変えていきましょう。心と身体は連動しているのですから、どちらか一方だけを整えるなんて、もったいないですよね。頑張りすぎずにゆるゆる、ダラダラ、くつろぎタイムを満喫しましょう。

猫女《ねこじょ》

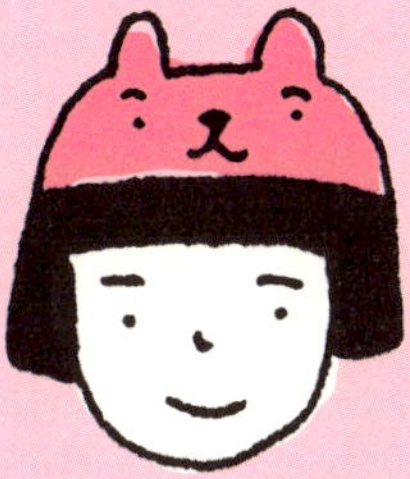

年齢：四〇ウン歳
髪型：おかっぱ
視力：右0.9　左1.0
特技・趣味：帽子づくり
性格：真面目で思い込みが激しいが頑張り屋、たまに抜けている、素直、人見知り
居住地：千葉

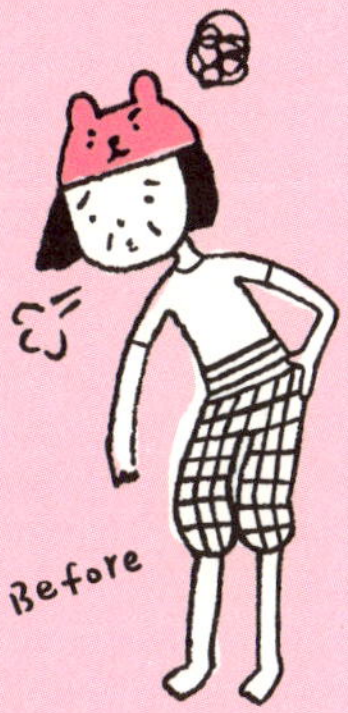

はじめまして、猫かぶりの猫女《ねこじょ》です。小さい頃から猫かぶって過ごしてきたから、あだ名（?）は「ネコ」。それがイヤでイヤでたまらなかった。しかも、近所の野良猫ときたら、うちの庭を荒らすわ、自転車のサドルにおしっこするわで、もううんざり。猫の印象は最悪なわけですよ。

それなのに、まさかの展開が。四〇ウン年生きてきて、猫大好き女になるなんて誰が想像できたっていうのかしら。せかせかとした日常の中で、ストレス抱えて必死に頑張ることが当然のようになってて、気づいたら身も心もボロボロだった私を救ってくれたのが、猫師匠だったの。猫師匠との偶然の、いや、必然の出会いによって、人生楽しいことがいっぱい、笑顔もいっぱい、おなかもいっぱい、健康そのもの。それまでの「ただのグータラ生活」から、「ちゃんとダラダラ生活」になったし（笑）、それよりなにより、自分のことが大好きになったの。まわりの人のことも、そして猫のことも！

私、昔からなんでも一生懸命やりすぎちゃうところがあってね、仕事もプライベートもいつも充実しているつもりになってたの。楽しいと思い込もうとしてたし。人には愛想よく、言いたいことも我慢して、溜めこんで、顔にも出さずにいい人ぶってた。それが楽だと思ってた。それが正しい大人なんだと。でも、身体は正直よ〜。あ、これ、昔と今の私。比較すると面白いほど変化してるのよ。

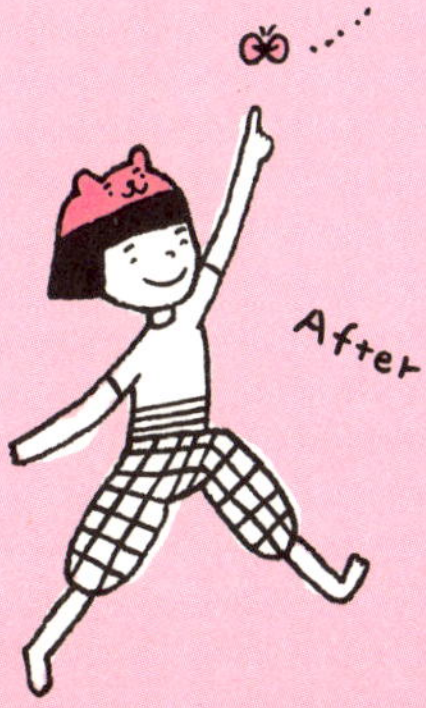

ボロボロの私に声をかけてくれたのが猫師匠。

まあ、実際に声をかけてたのは私なんだけどね。マンションの敷地内に、なんだかグダグダしててボテッとした猫がいるのよ。やたらヒゲは長いし、いっつも上目遣いだし、ふてぶてしさ満点。こっちがあくせく働いてるのに、ボヘ～ッと大あくびしてはゴロゴロ、ゴロゴロしてるし。でも、茜《あかね》色の毛がとってもきれいで清潔感もあるから、飼い猫なのか野良猫なのか分からなくて、やたら魅力があったのは確かね。いつ頃からかなぁ、独り言だったんだよねぇ。っていうか、声にしてるつもりはなかったんだよ。


「チッ、猫は寝てればいいんだからお気楽だよね～」「ブスッとしてても文句言われなくていいよなぁ」「愛想笑いくらいしてみろっ」「疲れた～。お前はゴロゴロしてただけかぁ」「肩こった～。猫って肩こらないんだろうなぁ」「もうっ、あいつら！　ここでおしっこするなって言ったじゃんっ」「私のせいじゃないのに、なんで怒られなきゃいけないのよ。猫みたいに怒られてもすぐ忘れたい」「お前、なんでこんなに体がやわらかいの？」「猫はいいよなぁ。ノーテンキで」「私も猫になりたいなぁ」


そんなある日。

「おい、おぬし、ちゃんとダラダラせ～よ」

「？」

「おぬしじゃ！」

「!?　猫、しゃべる？　私、猫語分かる？　まさか？」

ついに疲れすぎて、幻聴が聴こえるようになったのかと思ったんだけど、暇だし、耳を貸してみることにしたの。

「猫さん、猫さん、なんですか？　ダラダラしろとおっしゃいましたか？」

「そうじゃ。おぬしはちゃんとダラダラしとるか？」

「そんな暇あるわけないでしょ！」

「ほ～、家に帰ってもそうかい」

「当たり前じゃない。片づけて、明日の準備して、ちょっと仕事して………。まぁ、休みの日はダラダラしてるかもしれないけど。いや………、家に帰ったら、ホントはなんにもしない。ダラダラしてます………」

「ほっほぉ～」

「ダラダラするって、なんか良くない………じゃん………」

「ふぁっふぁっふぁっ。おぬしは頑張りすぎじゃ。もっと楽になれ。そして、ちゃんとダラダラしろ」

「へっ？」

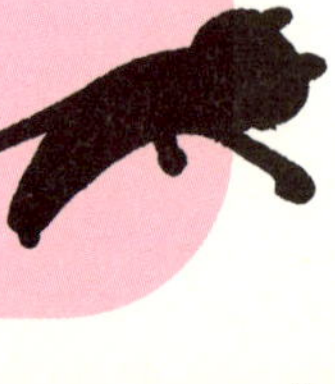

猫師匠

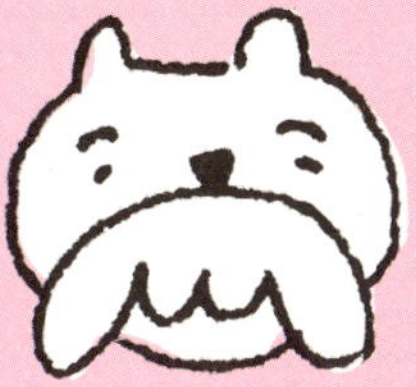

年齢：不詳
毛：おなかは白、背中は茜《あかね》色、手脚は縞《しま》模様
目：たぶんゴールド（いつも眠そうだからよく分からない）
特技・趣味：落花生をもて遊ぶこと、人間観察
性格：わがまま、気まぐれ、飽きっぽい、図々しい、ふてぶてしい、口が悪い、優しい
居住地：千葉

頑張りすぎだなんて言われたことなかったし、ダラダラしていいなんて、誰も言ってくれなかった。なんだか猫師匠の言葉がズンッと響いて、泣けちゃったんだよねぇ。涙がポロポロポロポロポロ。ハハハッ。なんか変な感じ。

猫師匠はね、いきなり巻物をコロンと目の前に差し出したの。それがこれ。ネコ体操の五箇条。

これが守れたら、心も身体もハッピーになれるって言うのよ。あほらし〜って思ったんだけど、幻聴のついでに面白そうだからやってみることにしたの。

出会いからほんの数ヵ月しか経ってないけど、たまに我が家に遊びにきて伝授してくださったのが、この『ゆるゆるネコ体操』。免許皆伝⁉ 人間界では、私が選ばれし一人目の弟子ってやつね。

そうそう、猫師匠と会ってね、私、本当は猫が大好きだし、実は羨ましく思ってたことに気づいたの。自由でわがままで可愛くて、でも、そんな気持ちを認めたくなくて、猫が嫌いだって思い込もうとしてたのね。そういうところも本当に素直じゃなかったわ〜。

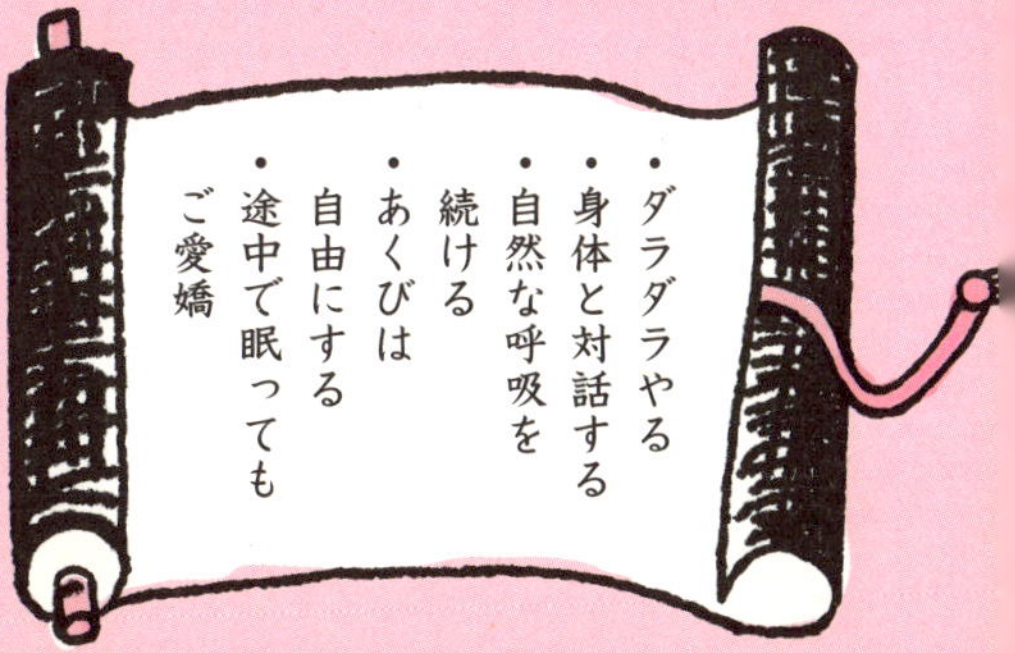

・ダラダラやる
・身体と対話する
・自然な呼吸を続ける
・あくびは自由にする
・途中で眠ってもご愛嬌

ま、そういうわけで、昔のなんだかいや〜な猫かぶり女じゃなく、猫大好きを堂々と公言すべく手づくり猫帽子をガッシリかぶることにしたのよ。正真正銘、ネコ体操のエキスパート猫女《ねこじょ》として、今、あなたに幸せのネコ体操をお伝えするわ。

この本の使い方

第222回全国ネコ体操フェスティバルの体操コンテストで各ポーズNo.1に輝いた選手に、モデル猫として登場してもらってるの。あぁ、もうっ、可愛くってたまらないっ。穏やかな気持ちになれちゃうのよねぇ。猫のようにしなやかな身体に、あなたも一緒になりましょうね。

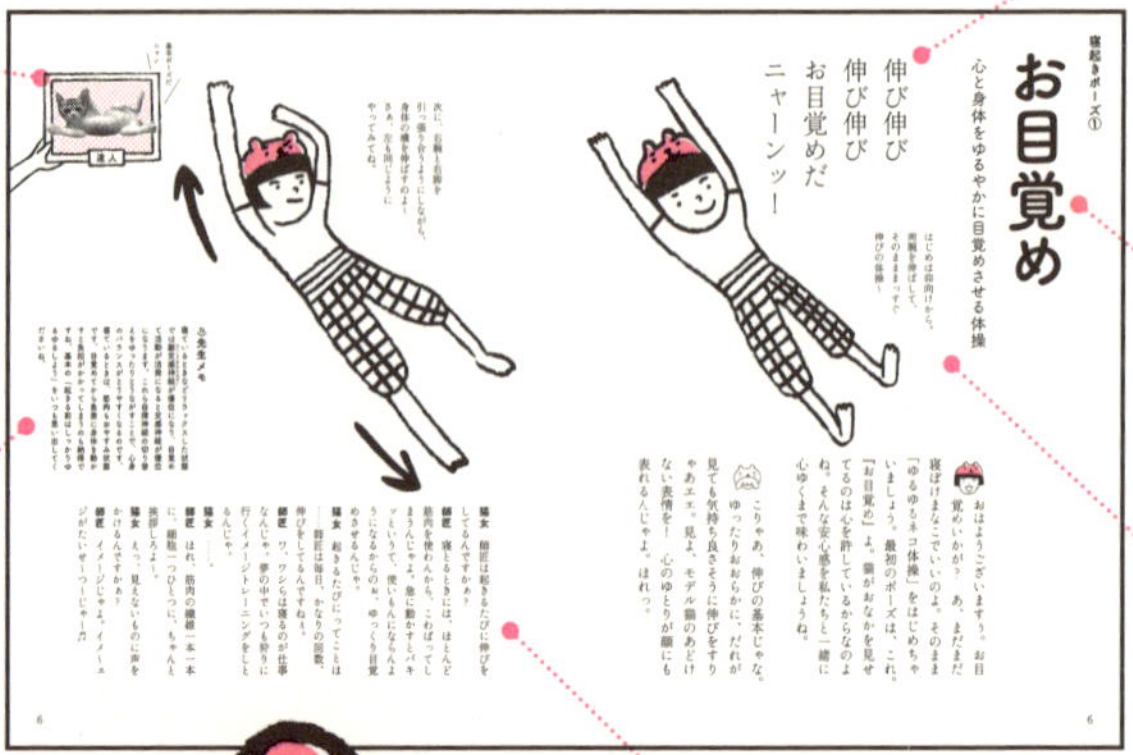

寝起きポーズ①
お目覚め
心と身体をゆるやかに目覚めさせる体操
伸び伸び
伸び伸び
お目覚めだ
ニャーンッ!
猫師匠が唱えるネコ体操の掛け声
ポーズ名と効能
一番弟子の猫女《ねこじょ》による、やさしいネコ体操の解説
雑談に潜む猫師匠からのコツとポイントを、聞き逃さないでね
真面目でちょっとマニアな身体の知恵袋「先生メモ」
No.1モデル選手

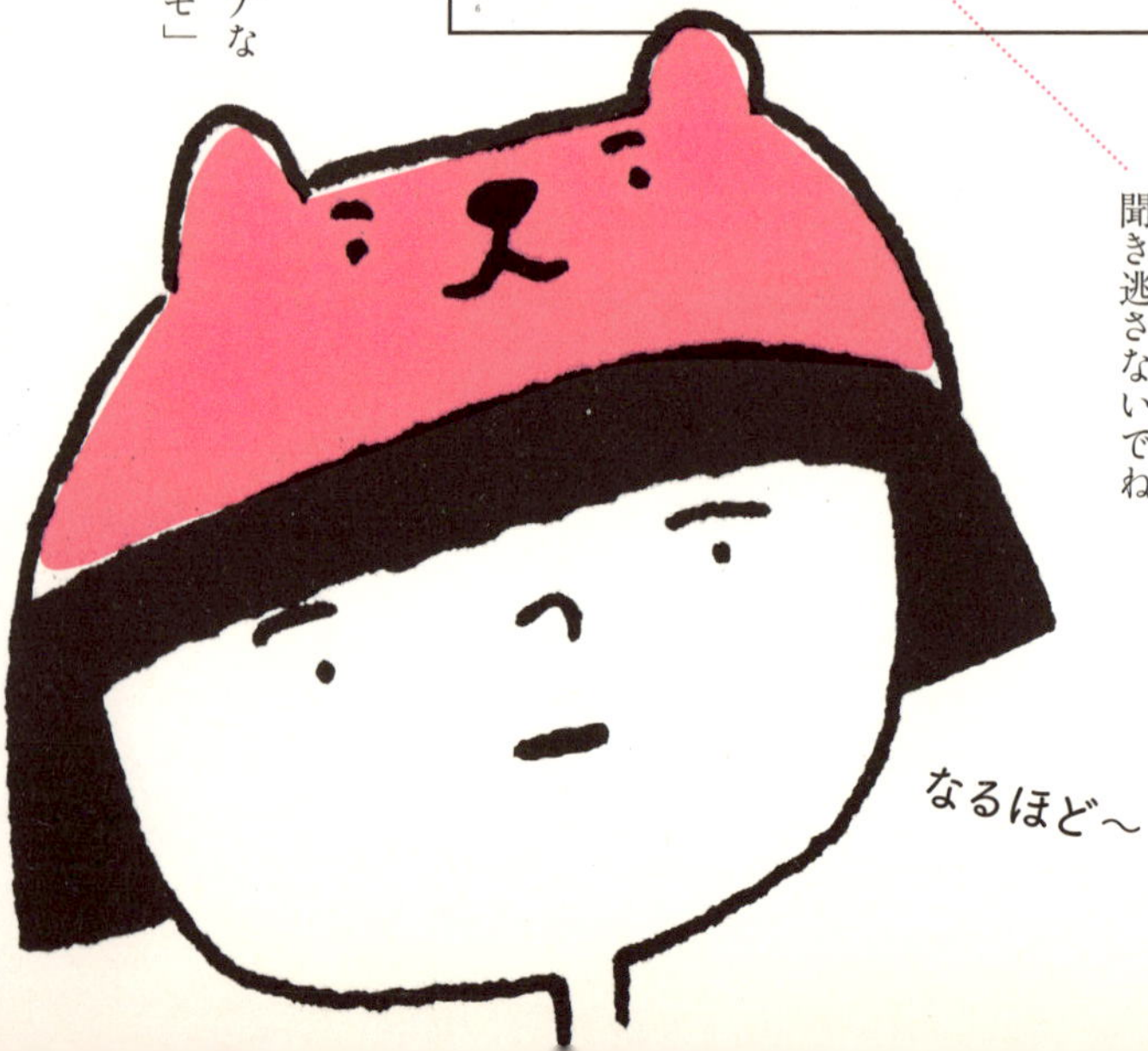

なるほど〜

もくじ

夜のダラダラ体操　おやすみポーズ

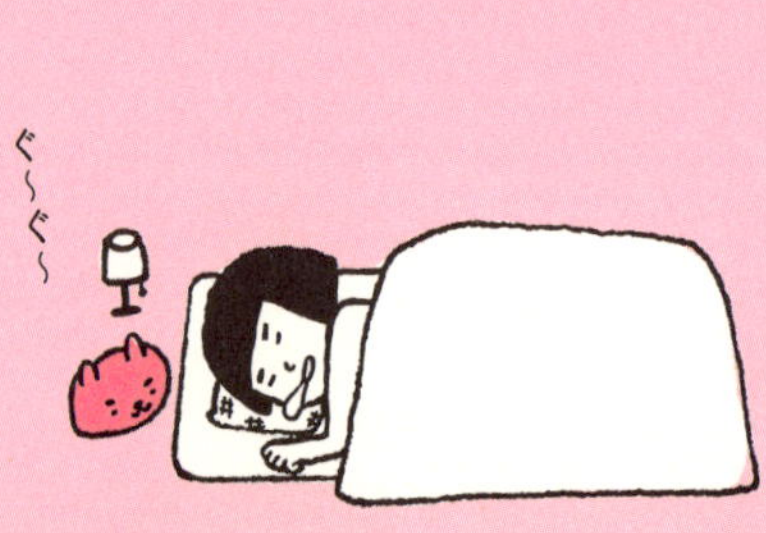

朝のゆるゆる体操

寝起きポーズ

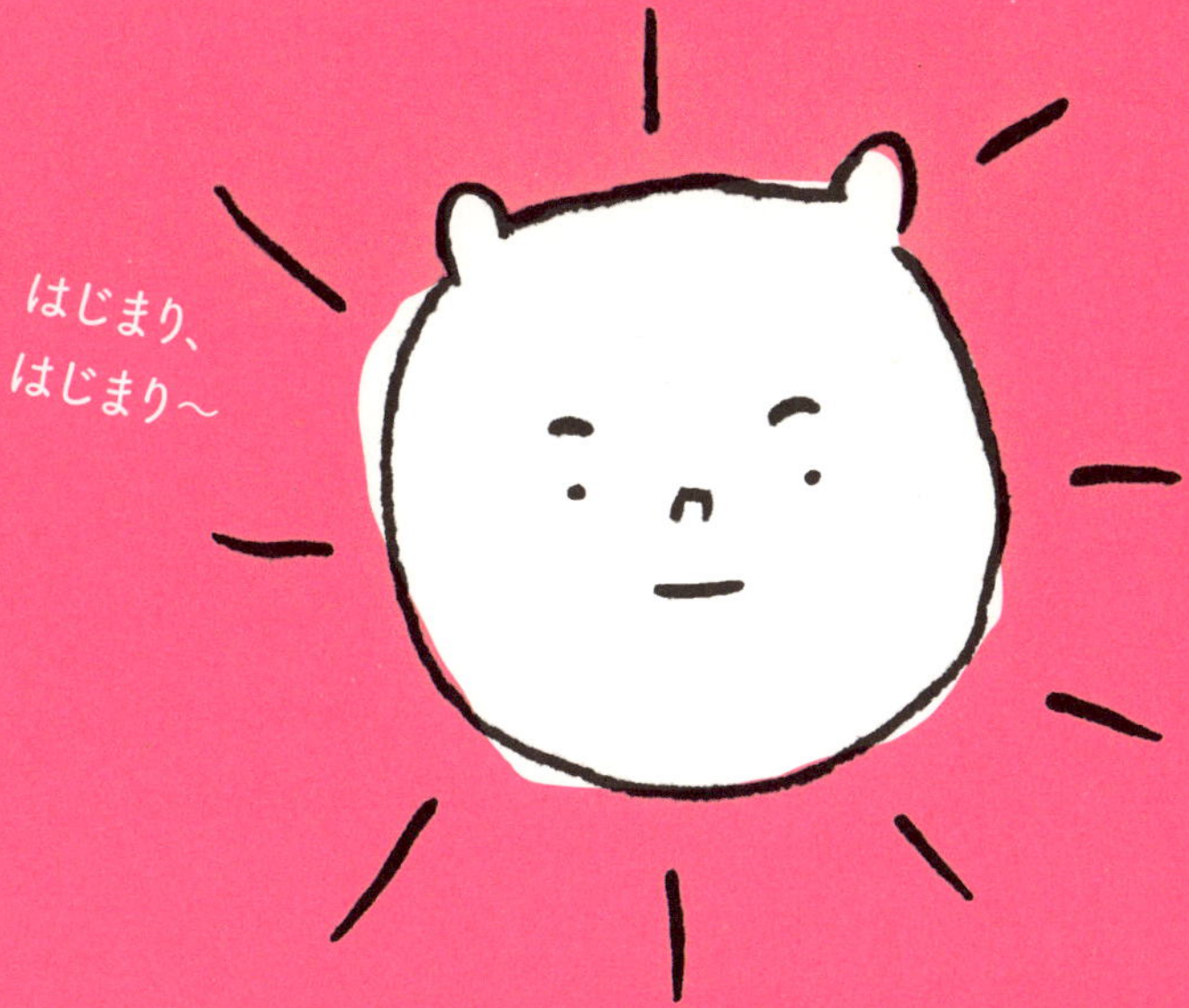

お目覚め

心と身体をゆるやかに目覚めさせる体操

伸び伸び
伸び伸び
お目覚めだ
ニャーンッ！

はじめは仰向けから。
両腕を伸ばして、
そのまままっすぐ
伸びの体操～

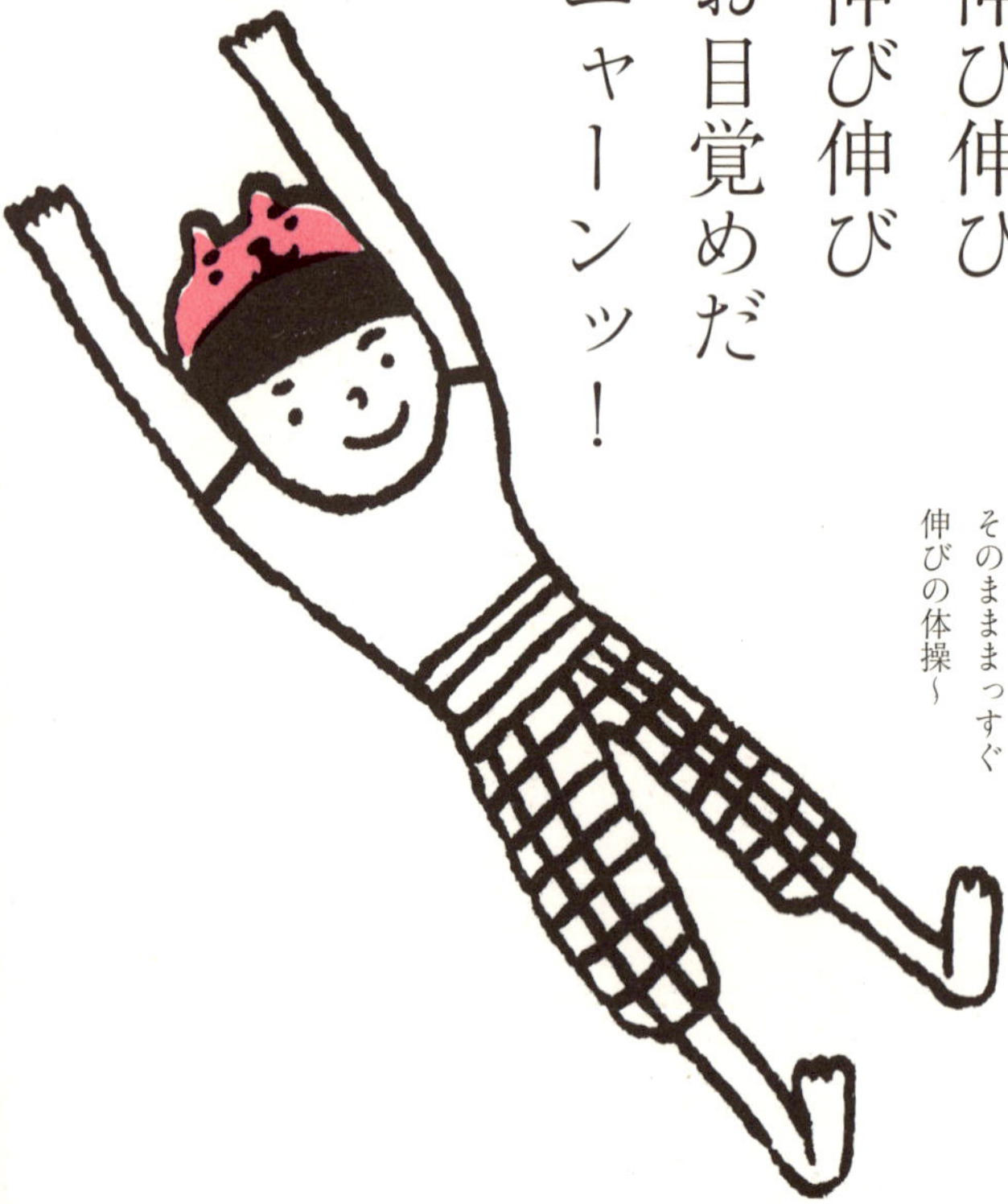

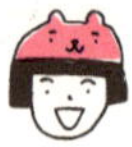

おはようございますぅ。お目覚めいかが？ あ、まだまだ寝ぼけまなこでいいのよ。そのまま「ゆるゆるネコ体操」をはじめちゃいましょう。最初のポーズは、これ。『お目覚め』よ。猫がおなかを見せてるのは心を許しているからなのよね。そんな安心感を私たちと一緒に心ゆくまで味わいましょうね。

こりゃあ、伸びの基本じゃな。ゆったりおおらかに、だれが見ても気持ち良さそうに伸びをすりゃあエエ。見よ、モデル猫のあどけない表情を！ 心のゆとりが顔にも表れるんじゃよ。ほれっ。

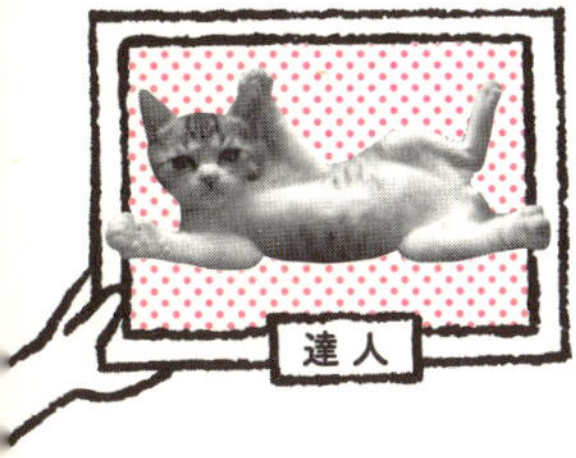

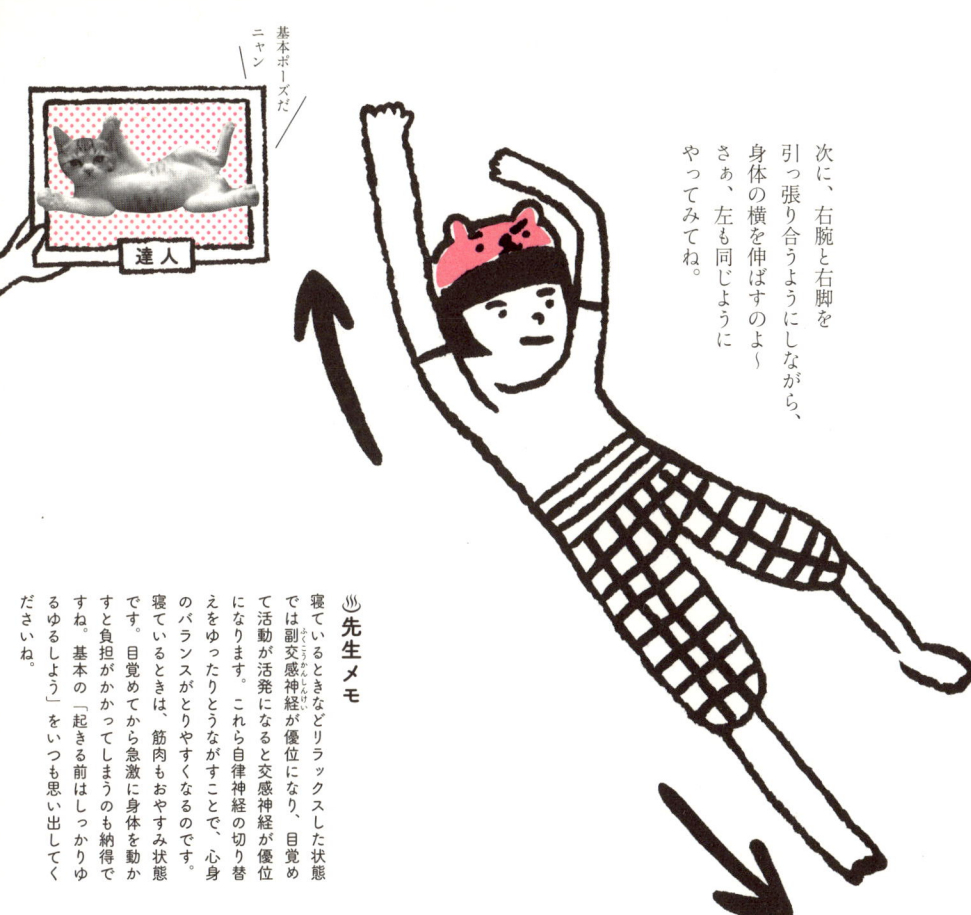

次に、右腕と右脚を
引っ張り合うようにしながら、
身体の横を伸ばすのよ～
さぁ、左も同じように
やってみてね。

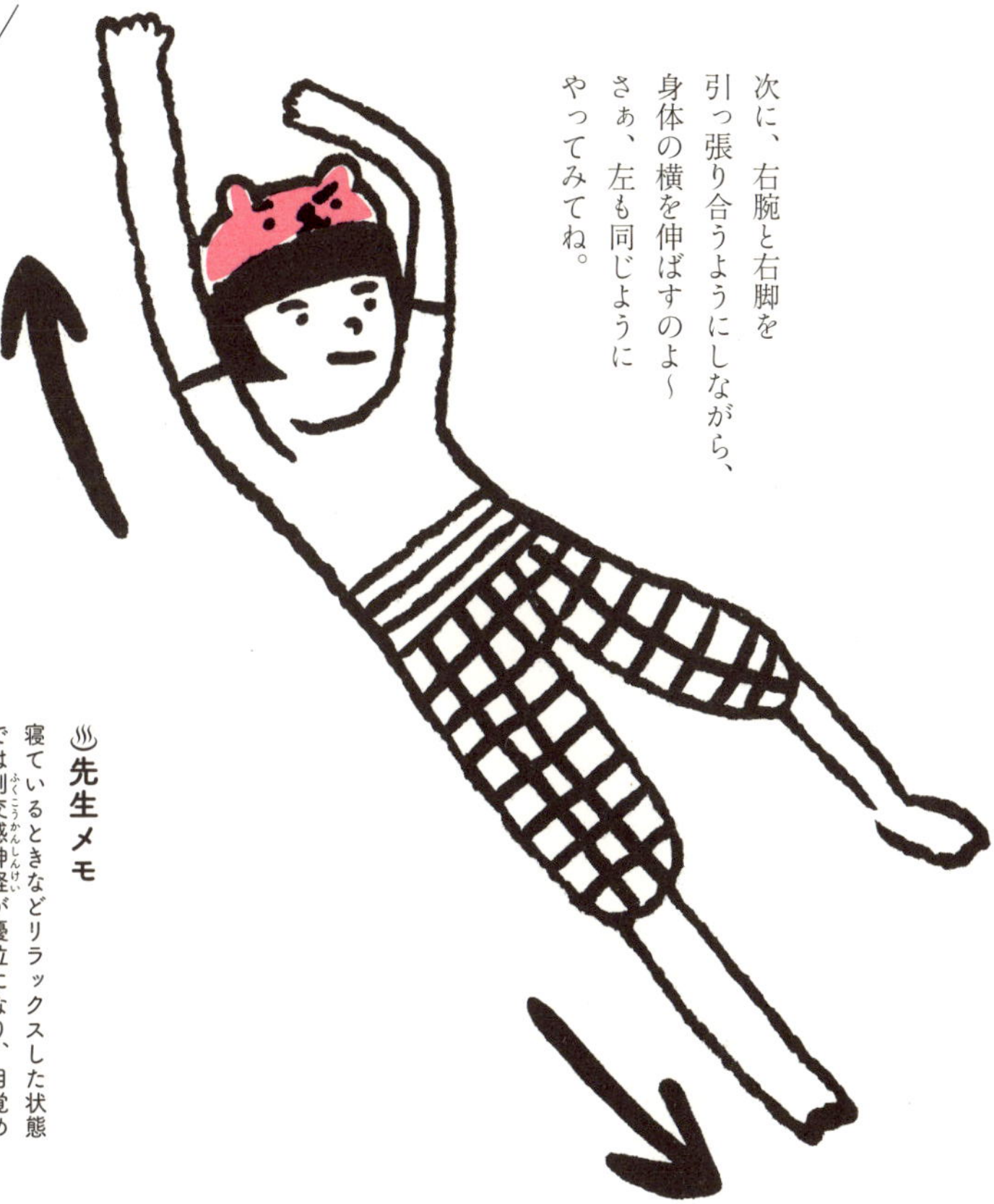

♨先生メモ

寝ているときなどリラックスした状態では副交感神経《ふくこうかんしんけい》が優位になり、目覚めて活動が活発になると交感神経が優位になります。これら自律神経の切り替えをゆったりとうながすことで、心身のバランスがとりやすくなるのです。寝ているときは、筋肉もおやすみ状態です。目覚めてから急激に身体を動かすと負担がかかってしまうのも納得ですね。基本の「起きる前はしっかりゆるゆるしよう」をいつも思い出してくださいね。

猫女　師匠は起きるたびに伸びをしてるんですかぁ？

師匠　寝とるときには、ほとんど筋肉を使わんから、こわばってしまうんじゃよ。急に動かすとバキッというて、使いもんにならんようになるからのぉ、ゆっくり目覚めさせるんじゃ。

猫女　起きるたびにってことは……師匠は毎日、かなりの回数、伸びをしてるんですねぇ。

師匠　ワ、ワシらは寝るのが仕事なんじゃ。夢の中でいつも狩りに行くイメージトレーニングをしとるんじゃ。

猫女　……。

師匠　ほれ、筋肉の繊維一本一本に、細胞一つひとつに、ちゃんと挨拶しろよ～。

猫女　えっ、見えないものに声をかけるんですかぁ？

師匠　イメージじゃよ。イメ～ェジがたいせ～つ～じゃ～～♫

寝起きポーズ②

ウルトラC

腰痛を解消して引き締まったウエストを手に入れる体操

『お目覚め』ポーズで身体を伸ばすとね、いつもあくびが出ちゃうんだけど、あなたはどう？さてと、次の『ウルトラC』は、横腹をグッと伸ばす体操よ。立ったまま身体を横に倒すと、いろんなところに力が入っちゃうけど、これは寝たままやるから、余計な力が入らなくて、とっても気持ち良く身体を伸ばせるのよ。

モゾモゾこっそり大きく、気配を悟られないように動くのがポイントじゃ。最初は不格好でもエエ。いつの日か、「してやったり」の顔を見せとくれ。ほれっ。

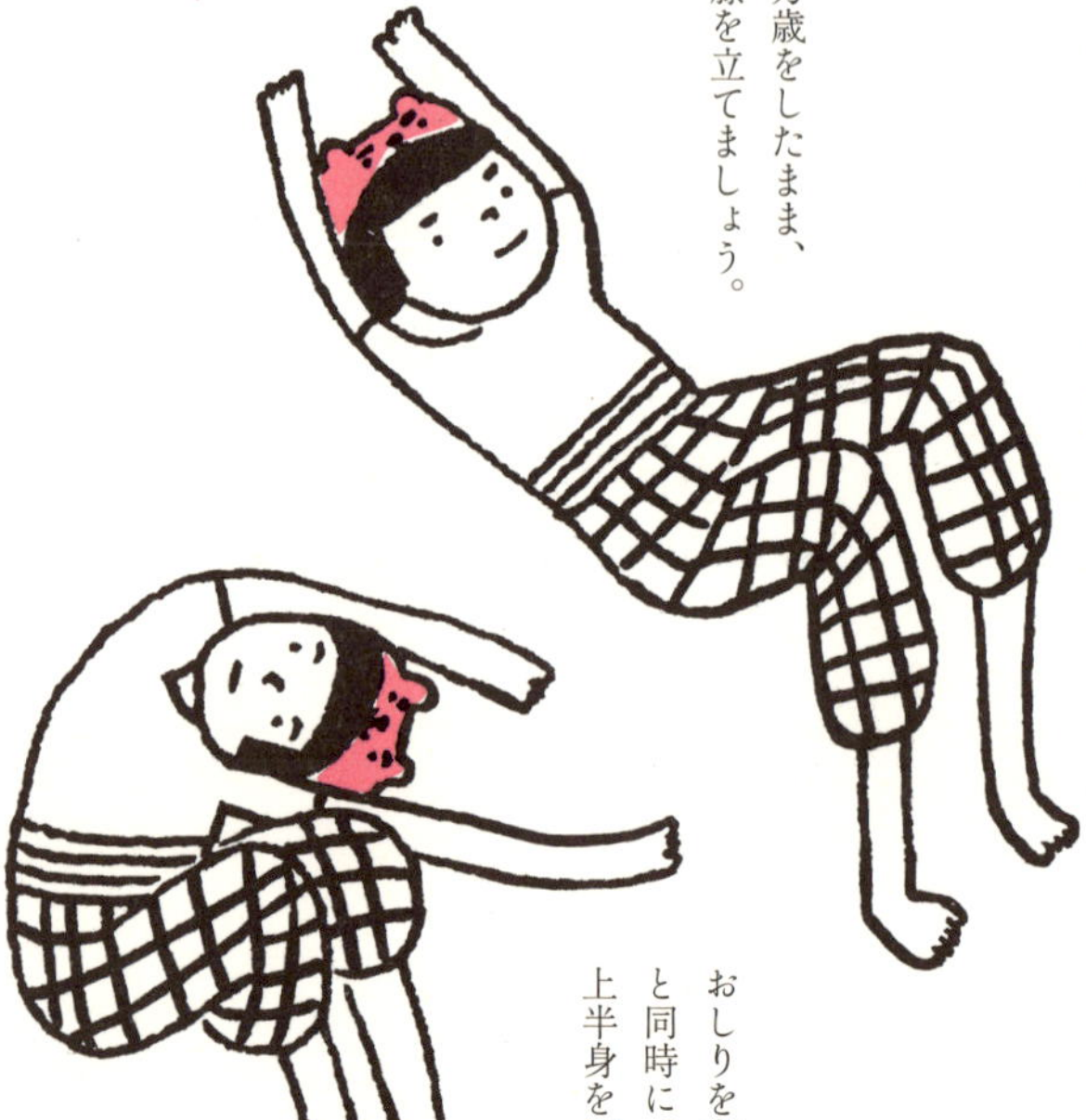

万歳をしたまま、膝を立てましょう。

おしりを右側に突き出すと同時に、上半身を反対側にまげて〜

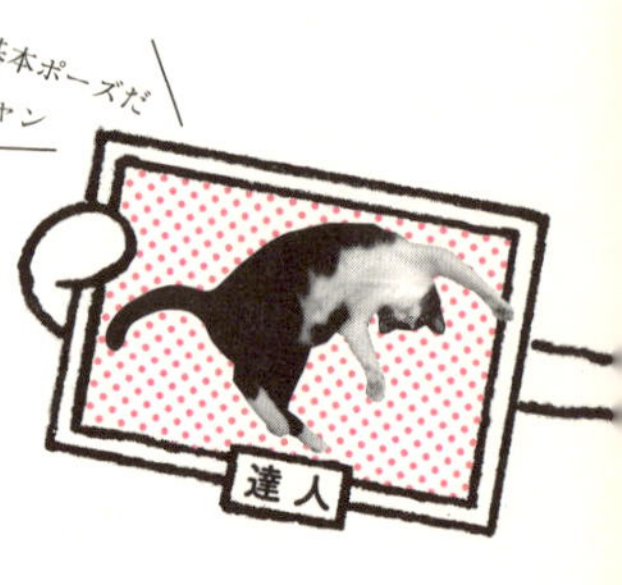

師匠　おしりをプリッと横に出すんがポイントじゃ！

猫女　師匠～、いやらし～いっ。

師匠　なにを言っとるか。ほいじゃあ、ボテッと出したいんか？　ドスッがええんかぁ？　おしりをいかにプリッと出せるかが、しなやかさの基本とも言えるんじゃ。

猫女　うぐっ…。

師匠　ん？　どうした？　おい、コラッ、息をとめるでないっ。

猫女　だって、結構きついんですよ、横腹が。

師匠　無理のない角度から始めたらエエんじゃ。大きく吸って～、吐いて～、脱力～。吸って～、吐いて～、脱力～、このリズムじゃ。

猫女　うわぁ～、呼吸のたびに横腹が気持ち良く伸びますぅ～。

師匠　そうじゃろ、そうじゃろ。この「気持ち良く」伸びるところを探すんが、どのポーズでも大切なんじゃよ。

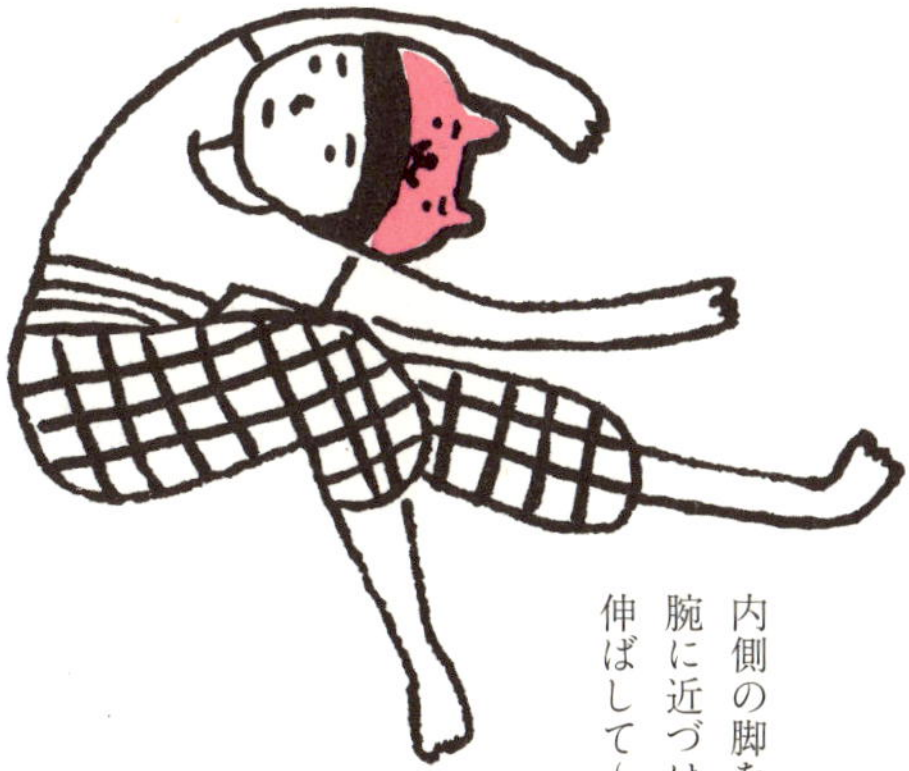

内側の脚を、腕に近づけるように伸ばして～

しーしー
しーしー
ウルトラ
し～～っ！

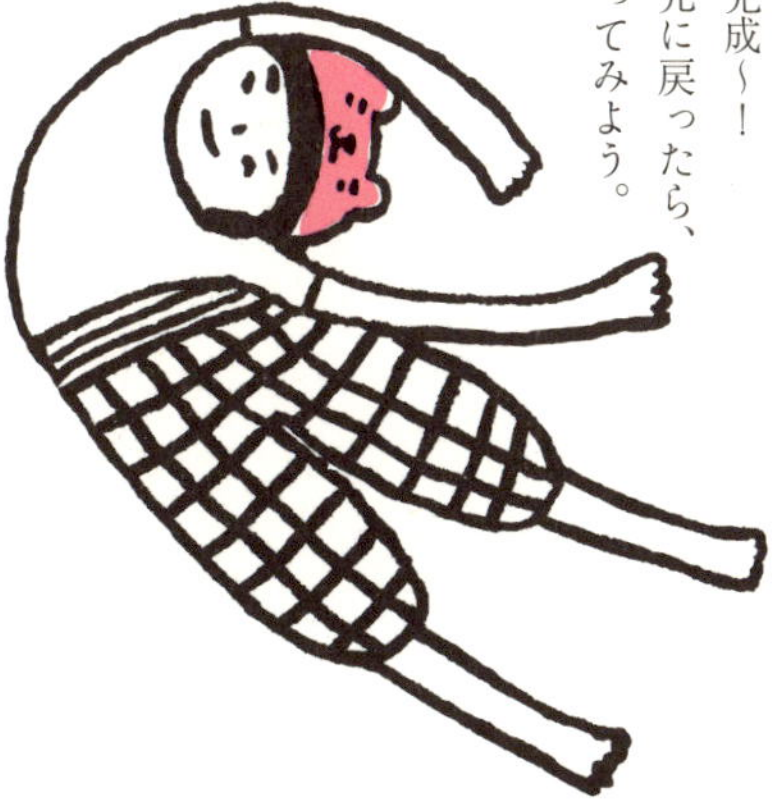

もう片方の脚も伸ばせば、ほら、Cの完成～！ ゆっくりと元に戻ったら、反対側もやってみよう。

先生メモ

横腹を伸ばしたり縮めたりすることで、インナーマッスルである腰方形筋《ようほうけいきん》に刺激を与えることができます。荷物を抱えるとき、落ちたものを拾うときなど身体を横に倒したり脚を横にあげたりするときに使われます。この筋肉が緊張すると腰痛を引き起こすことがあります。しっかりほぐして腰痛対策や腰痛の緩和につなげましょう。また、横腹を伸ばすことで胃や腸に刺激を与えられ、朝ご飯をおいしく食べることができますよ。

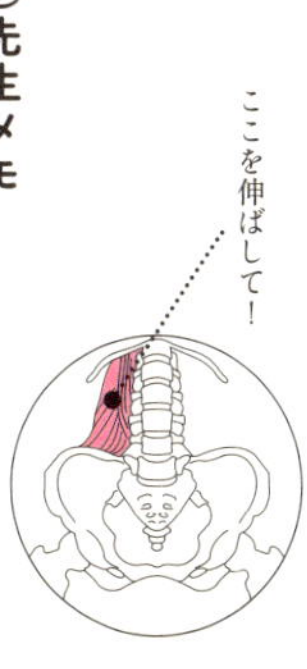

寝起きポーズ③

まねき猫

鎖骨美人で肩こり解消の体操

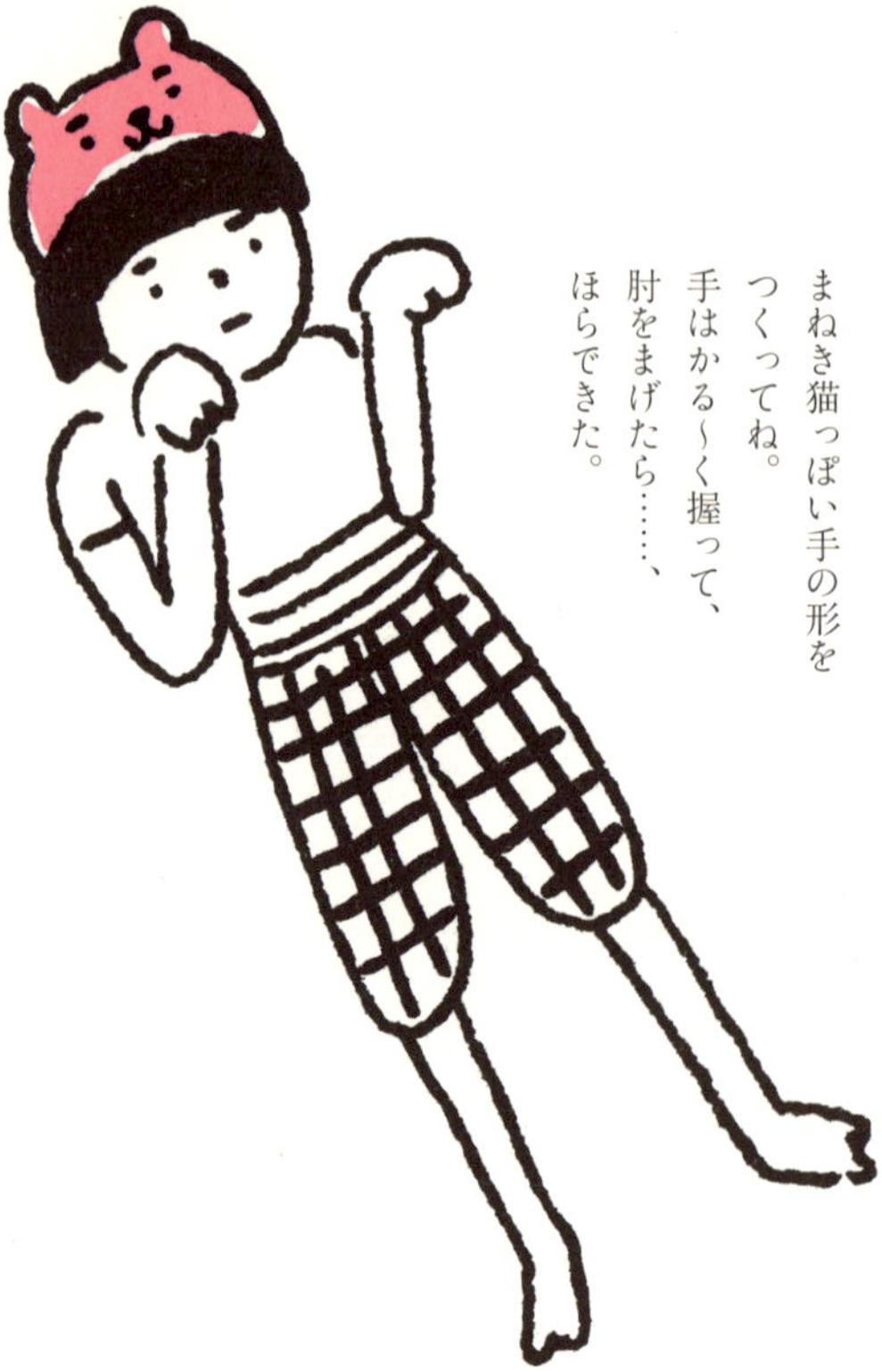

まねき猫っぽい手の形を
つくってね。
手はかる〜く握って、
肘をまげたら……、
ほらできた。

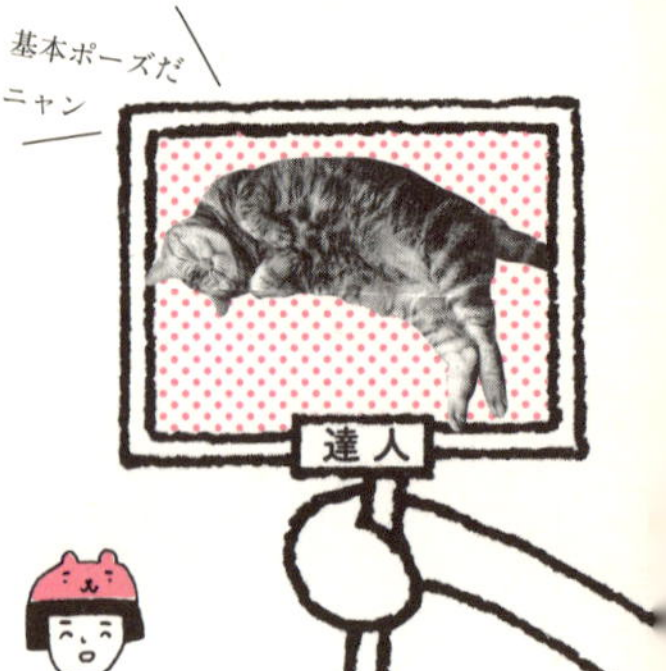

まねき猫の右手は金運、左手は人を運ぶって言われてるでしょ。お金とご縁、そして、美しい鎖《さ》骨《こつ》も手に入れちゃいましょうよ。かる〜く手を握って、モデルの猫ちゃんとおんなじ前足を胸の前でつくったら『まねき猫』をイメージしながらやってみてね。

肩をあげたりさげたりするときにはな、首の力を抜いて、ゆるゆるとリラックスすることが大切じゃ。見よ、このまったりした感じを！　ジワ〜ッ、ジワ〜ッと、気持ちのエエところを探すんじゃよ。ほれっ。

金まねく〜ニャンッ人まねく〜ニャンッ

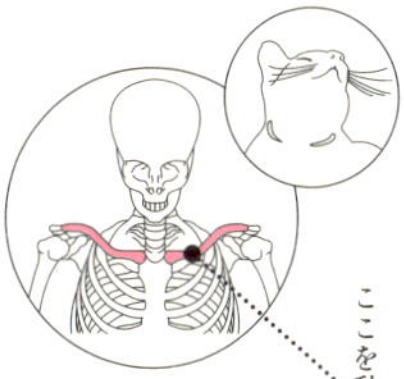

♨先生メモ

猫の鎖骨《さこつ》は筋肉の中に浮いているため、グッと肩をすぼめて狭い隙間をスルリと通り抜けることができます。人間の鎖骨は、肩甲骨《けんこうこつ》や胸骨柄《きょうこつへい》と接して関節を作っているため、そう簡単にはいきません。この関節まわりには、胸鎖乳突筋《きょうさにゅうとつきん》、僧帽筋《そうぼうきん》、菱形筋《りょうけいきん》、肩甲挙筋《けんこうきょきん》など、下を向く、首を振る、肩に荷物をかける、手をあげるときなどいろいろな動作に使われる筋肉がついています。鎖骨を動かすことでこれらに刺激を与え、肩こり解消につなげましょう。

右肩あげて〜、左肩さげる〜

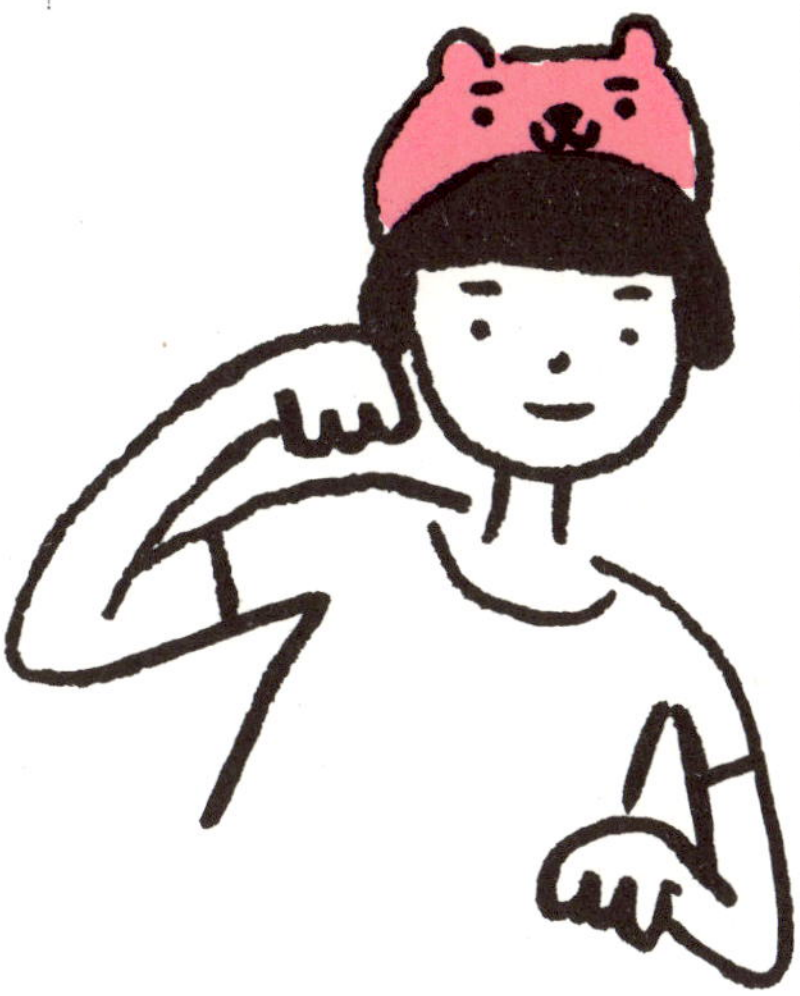

反対に、右肩さげて〜、左肩あげる〜

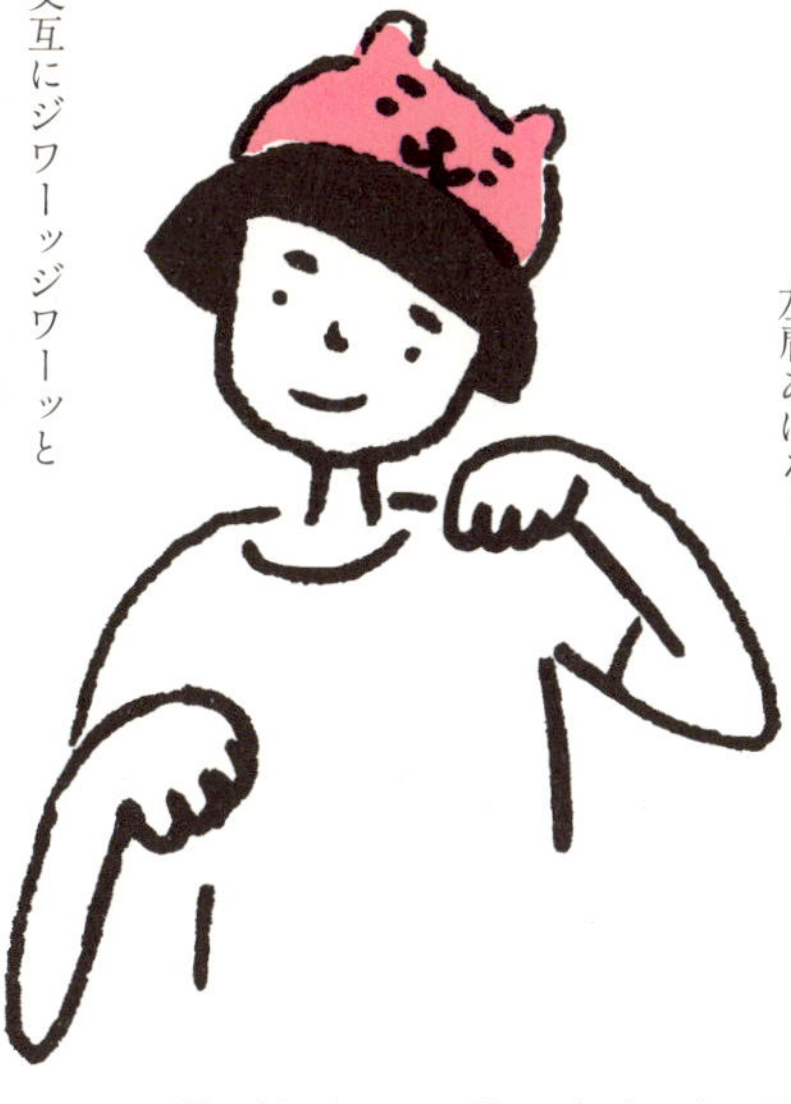

交互にジワーッジワーッと動かしていきましょう。

師匠　肩を動かすときはのぉ、肩の後ろが浮かんように、布団の上をすべらせるようにするんじゃ。

猫女　おりゃあ〜、うりゃあ〜。し、師匠見てくださいっ。肩甲骨《けんこうこつ》もかなり動いてますよっ。鎖骨《さこつ》も

師匠　（コロコロ、コロコロ）↑落花生を転がす音

猫女　うわっ、師匠、何をして遊んでるんですか！　真剣にチェックしてくださいよぉ。

師匠　まぢめかっ！　わしゃあ、真剣にやる奴ぁ、好まん。

猫女　へっ？

師匠　おぬしは、いつもやりすぎなんじゃよ。「ゆるゆるネコ体操」だということを忘れとろぉが。

猫女　あ…。だってぇ、気持ちいいから、つい力が入っちゃって…。

師匠　気持ちが良くても、やりすぎはイカンと言うておるじゃろ。過ぎたるはなお及ばざるが如しじゃ。覚えておけよぉ。

寝起きポーズ④

パンチ&キック

血行促進とむくみ解消の体操

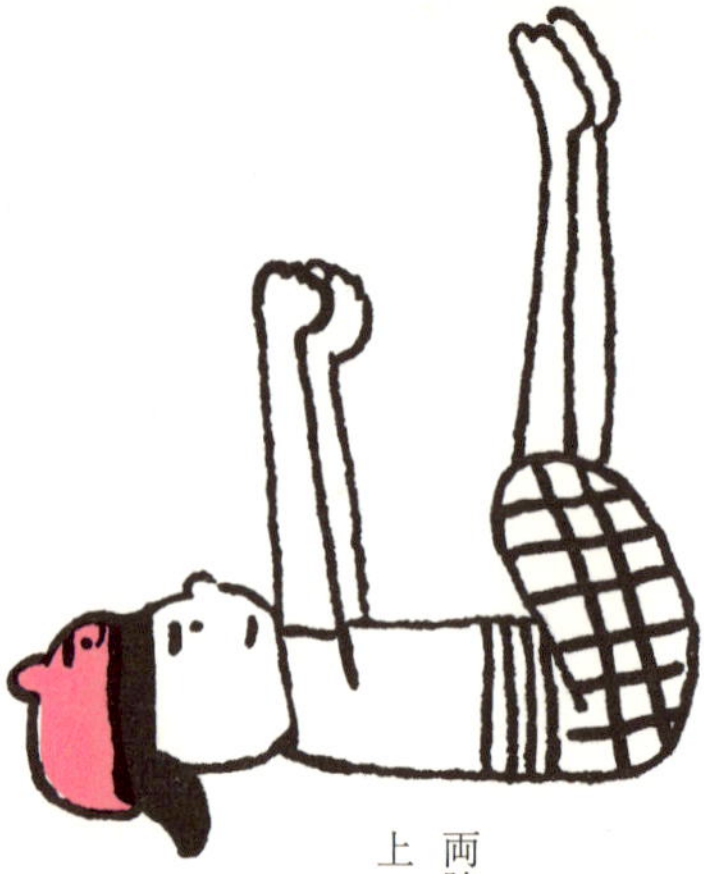

両腕と両脚をぶら〜んと上へ突き出しましょう。

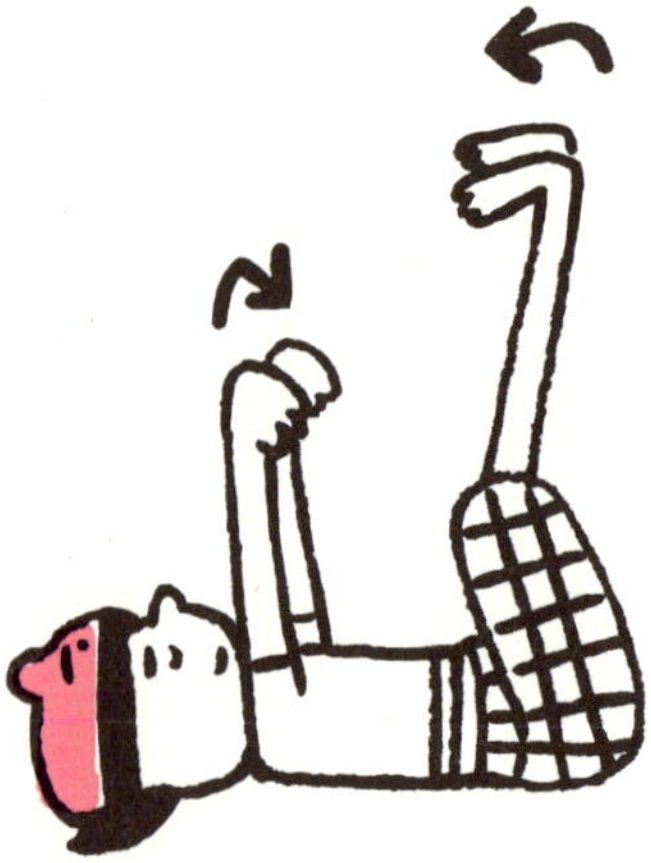

手首、足首の体操から。はい、まげて〜

猫じゃらしに素早く飛びついて『パンチ&キック』を繰り出す瞬間〜〜〜。あぁ、もうっ、めっちゃ可愛いくて大好きっ。たまにね、一緒にスパーリングするんだけどね〜、最近、猫の動きについていけるようになったのよぉ。フフフンッ。さっ、あなたも凝り固まった手首や足首を柔らかく動かしてね。

猫いうんは爪を立てずに柔らかくポフポフやっとるじゃろぉ。大きな風船をポーンと真上に飛ばすような気持ちでな、優しく愛情たっぷりと、リズム良くやっとくれよ。ほれっ。

師匠　手首や足首は柔らかく大きく動かすんじゃよ。むくみにくい身体をつくる第一歩じゃ。

猫女　（シュッシュッ、シュッシュッ、シュッシュッ）

師匠　手足が温かくなってくるじゃろぉ。

猫女　（シュッ、シュシュッ、シュシュシュッ）

師匠　腕や脚の付け根を、天井に向かってググッと押しやるようにしてみぃ。おなかの筋肉にも刺激が伝わっとるのが分かるじゃろぉ。

猫女　（シュシュシュシュシユシュシュシュシュシュシュシュシュシュ～ッ）

師匠　ったく、ゆっくりやれと言うとるのに、ボクサー気取りかっ。どれ、ワシも…。

（コロンッ、コロコロ、コロ、コロ）←落花生を素早く転がす音

…や、やはり、早い動きは苦手じゃ。ダラダラやっとくれよ～。

先生メモ

肩こりに負けないくらい、腕の筋肉も相当疲れていることをご存じですか？　キーボードやマウスの操作などで指を手の甲側に持ち上げますね。このとき、腕の伸筋群《しんきんぐん》が活躍してくれているのです。手首や足首を柔らかく動かして肘下や膝下の筋肉をほぐし、末端まで血流をうながしましょう。血液には細胞に必要なさまざまな栄養素が含まれていますから、体のすみずみに送り届けることが大切ですね。

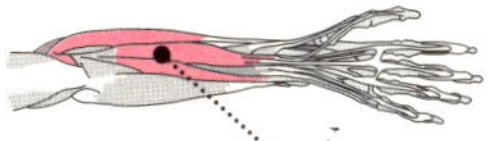
ここを柔らかく！

ニャンニャンパーンチ！ニャンニャンキ～ック！

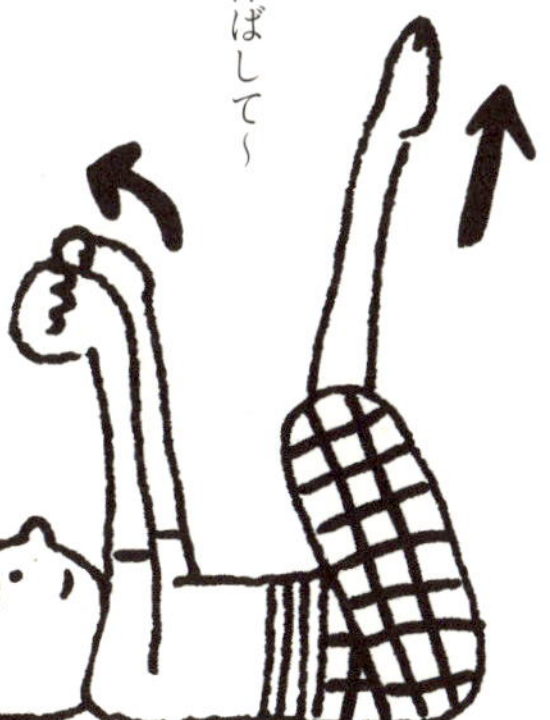
伸ばして～

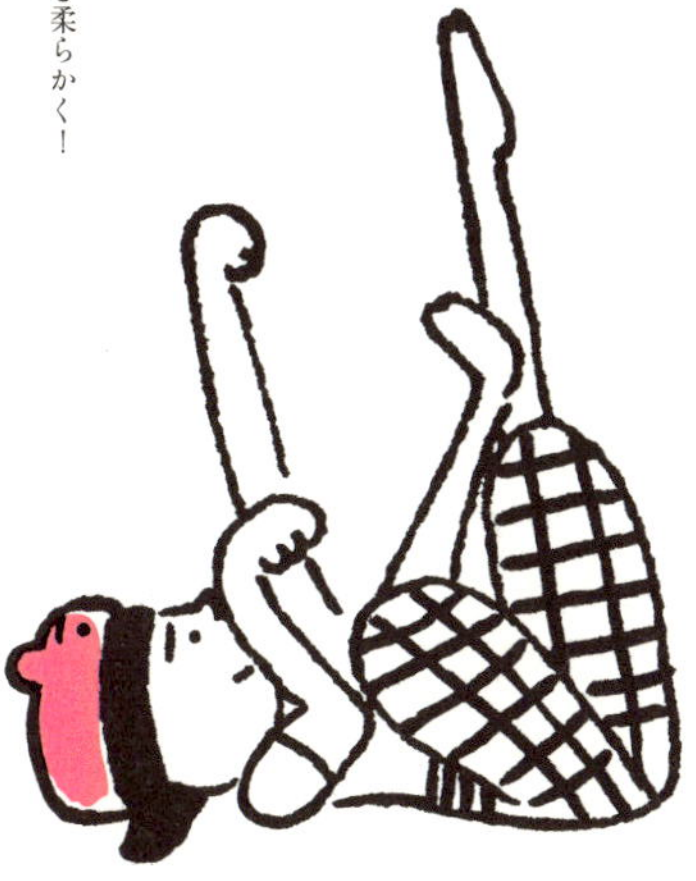

いよいよ、パンチ&キックよ。柔らか～く繰り出してね。

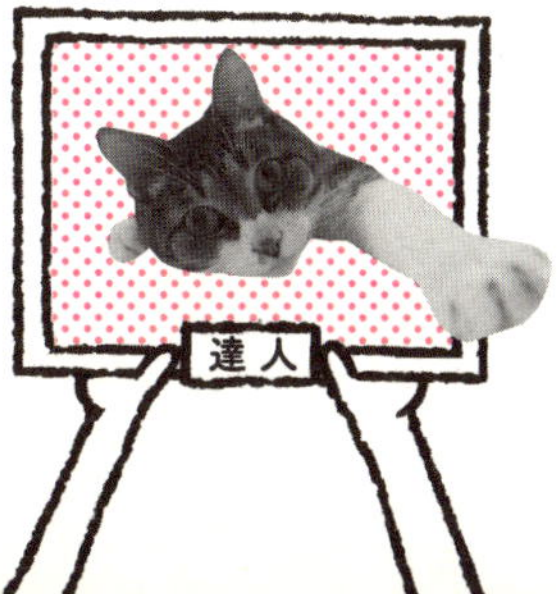
基本ポーズだニャン
達人

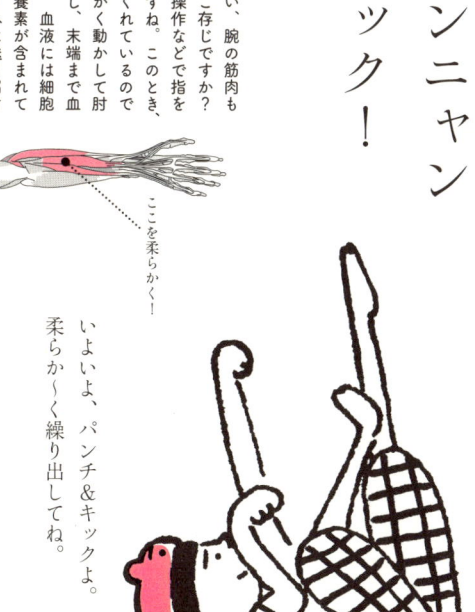

寝起きポーズ⑤

ごろニャン

肩甲骨まわりをゆるめて、スラリとした二の腕をつくる体操

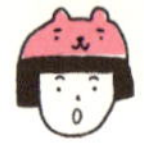

猫ってさぁ、ゴロゴロしてるだけだと思ってたけど、それぞれのポーズってけっこう奥が深いわよねぇ。柔らかく『ごろニャン』と横たわった姿って、無駄がないのよ。眺めてるだけで幸せな気分になれちゃうし。フワァ〜。なんだか、二度寝しちゃいそうだわぁ。

腕を伸ばしたり引いたりするときはのぉ、肩が顔に近づかんように気をつけるんじゃぞ。余計な力が入っとる証拠じゃからな。見よ、ゆったりとした時間の流れが感じられるじゃろぉ。この堂々と大胆に寝転がるのが、大切じゃ。ほれっ。

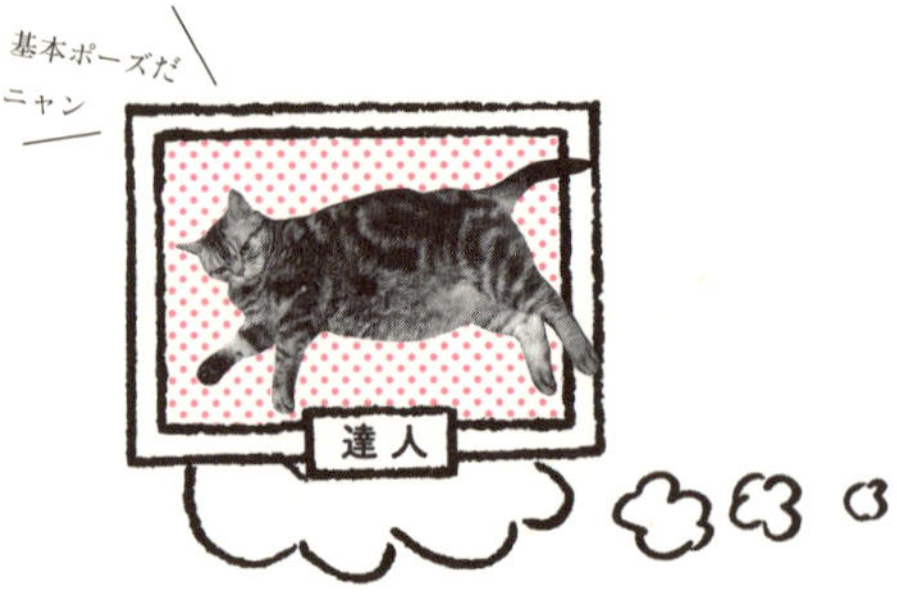

脚の付け根や膝を少しまげると姿勢が安定するわよ。

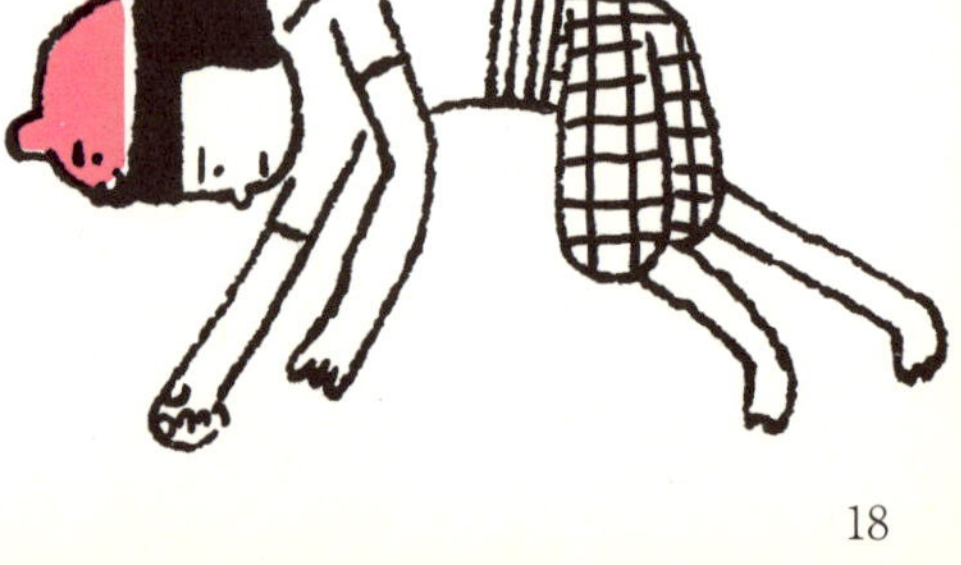

腕を伸ばして〜

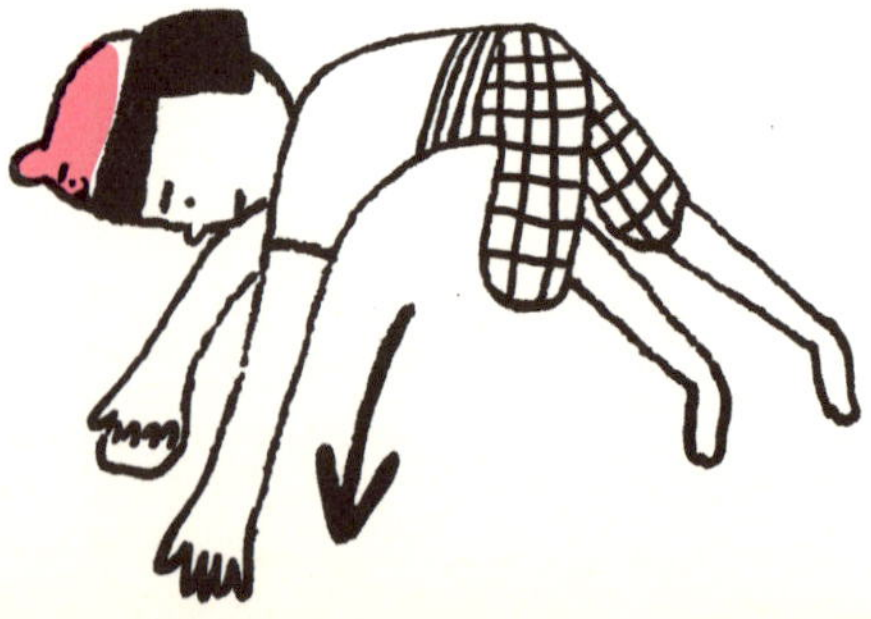

師匠 さすがにこれはうまいのぉ。
猫女 えっ、本当ですか？
師匠 普段から寝転がったまま、そこらへんの菓子や飲み物をたぐり寄せとるからじゃのぉ。ふぁっふぁっふぁっ。
猫女 キ〜〜ッ！ 悔しい〜っ。
師匠 褒めとるんじゃよ。そのくらいの力の抜き方がエエんじゃ。ネコ体操にはのぉ、緊張と緩和が大切なんじゃ。それが、身体の奥の筋肉たちに響かせる秘訣《ひけつ》じゃ。
猫女 身体の奥って？
師匠 骨に近いところじゃよ。つまり、インナーマッスルじゃ。ほれ、伸びたら脱力、引いたら脱力、ゴロゴロゴロ。伸びたら脱力、ひいたら脱力、ゴロゴロゴロ…。
猫女 師匠！ 喉の奥から何やらゴロゴロと音が聞こえますよ。
師匠 気持ち良くなった証拠じゃ。おぬしも鳴らしてみぃ、なんでも練習じゃ。

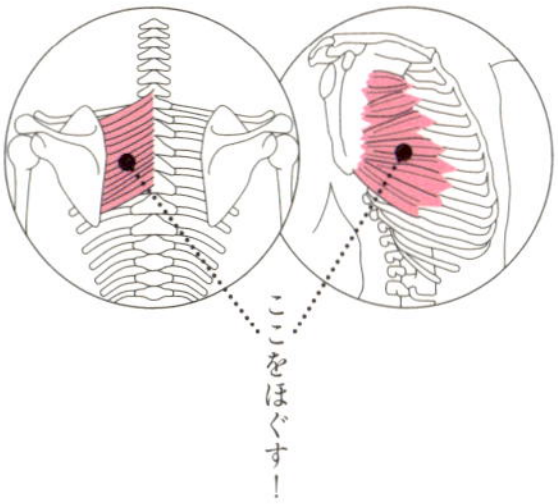

先生メモ
前鋸筋《ぜんきょきん》と菱形筋《りょうけいきん》は、拮抗《きっこう》しあう筋肉で、前鋸筋が肩甲骨《けんこうこつ》を胸側へ引き寄せているとき、菱形筋は肩甲骨を背骨側に引き寄せようと働きます。パソコンや前かがみでの作業を続けているうちに背中が丸くなり、前鋸筋は縮み、菱形筋は引っ張られます。筋肉に負担がかかることで、猫背の定着につながります。それぞれの筋肉を意識しながらほぐしていきましょう。

伸ばしてポンッ 背中にポンッ

気がすんだら、ゆっくりと反対を向いて、同じように繰り返してみてね。

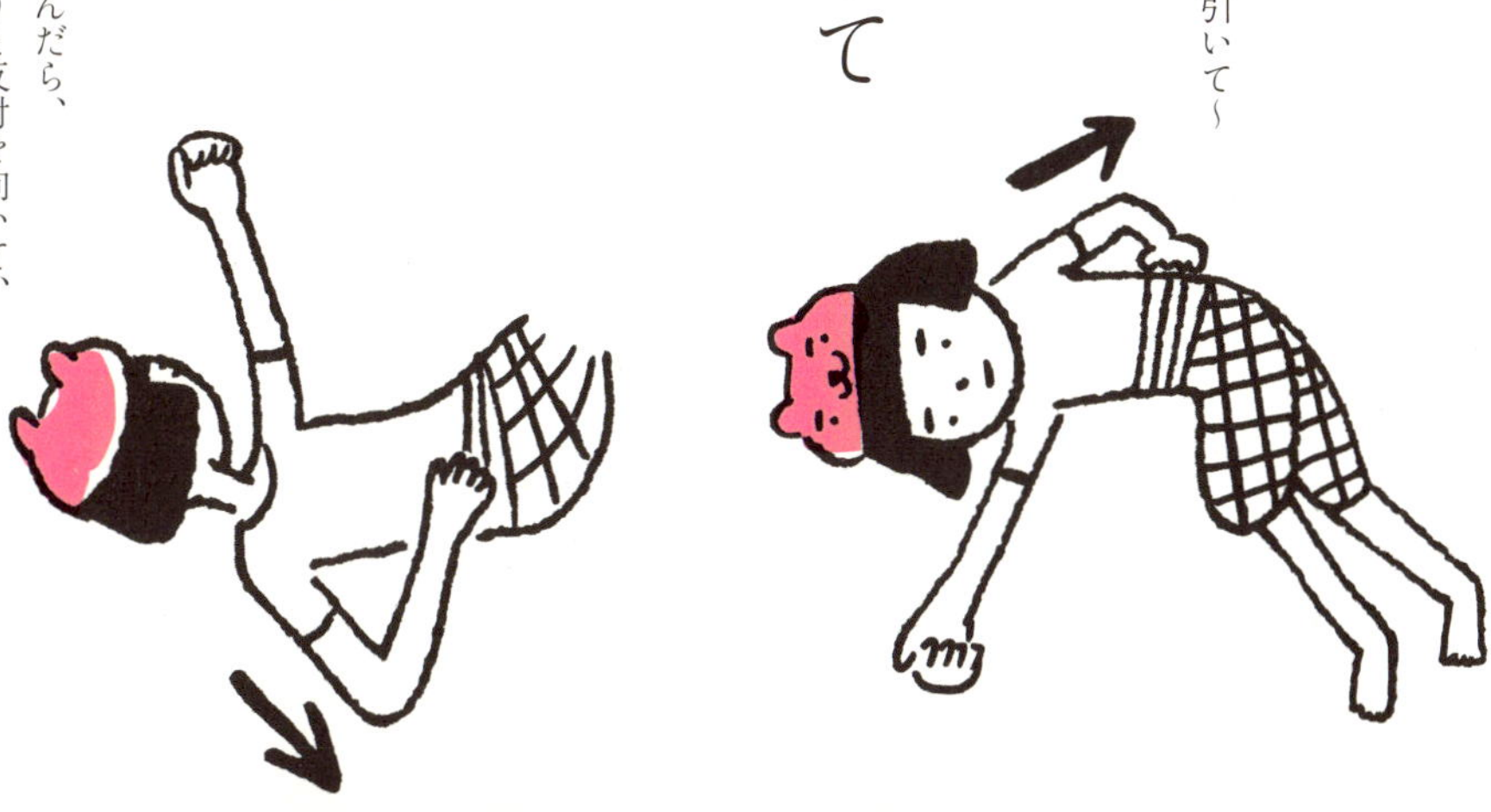

寝起きポーズ⑥

三日月

しなやかな背中をつくる体操

おなかも
のびのび
背中も
ムニッ

横向きの姿勢で、
身体はまっすぐ
一直線に保ってね。

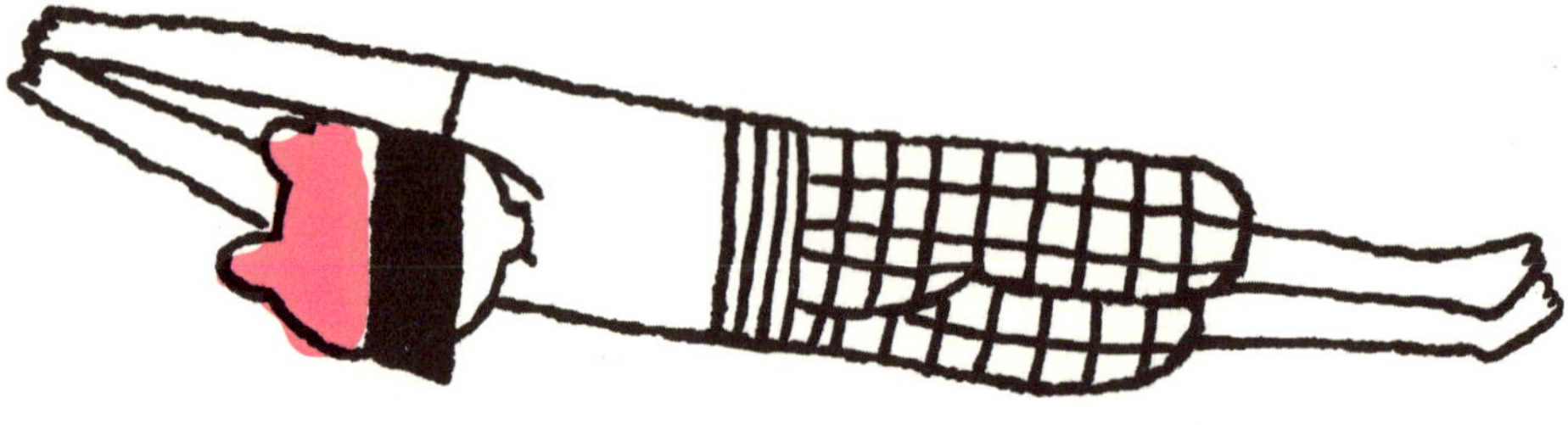

伸びにもいろんなポーズがあるけど、ムニ〜ッと背中を反らせておなかを伸ばす姿は美しさを感じちゃう。きれいに『三日月』ポーズが決まったら、ちょっと優越感に浸れそうよね。寝たままやるから、重力っていう負担が少ない分、立って同じようにやるよりも首や腰が楽なんだよ。

伸ばせいうたら、腰を反らせることに一生懸命になるモンがおる。ピキーッと身体が固まってしまうわい。見よ、モデル猫の無駄のない美しさっ。助け合いの精神と、緊張と緩和が大切じゃよ。ほれっ。

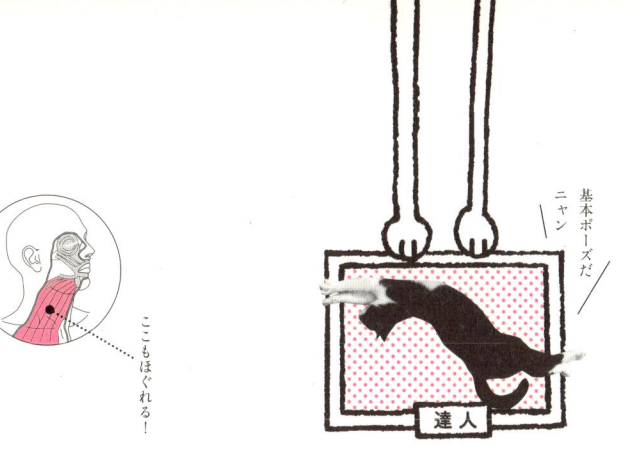

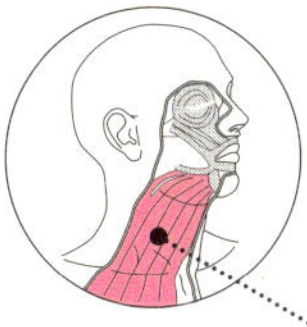

先生メモ

首まわりの広頸筋《こうけいきん》は、胸からアゴにかけて広がる皮膚に近い筋肉で、口角を下げる働きがあります。首まわりが凝ると笑顔にも影響が及びそうですね。首を後ろに反らせたときに、アゴを少し前に突き出すようにして口をパクパクさせると、広頸筋がほぐれてきます。自然に口角があがり、素敵な笑顔に磨きがかかりますよ。首のシワにも刺激が与えられ、アンチエイジングにもつながります。

猫女　師匠〜。助け合いの精神ってなんですか？

師匠　おなかの筋肉を縮めれば背中の筋肉が伸びる。おなかの筋肉を伸ばせば背中の筋肉が縮む。相反する筋肉の働きを意識せよということじゃ。

猫女　ほぉ〜。

師匠　つまり、しなやかな腰にするには、しなやかなおなかを意識するんが大事なんじゃ。

猫女　う〜ん。でも、なんだか面倒だなぁ。腰を反らせたいなら、腰を反らせばいいだけだと思いますけどぉ。

師匠　それがやりすぎの元なんじゃよ。頑張りすぎるヤツは、一つのところに集中しすぎてイカン。周りに目を向けることで全体のバランスが整うんじゃ。

猫女　はぁいっ。

師匠　吸ったり吐いたり、呼吸の助けも忘れるでないぞ。

はい、こんな風に
三日月ポーズしてみて〜

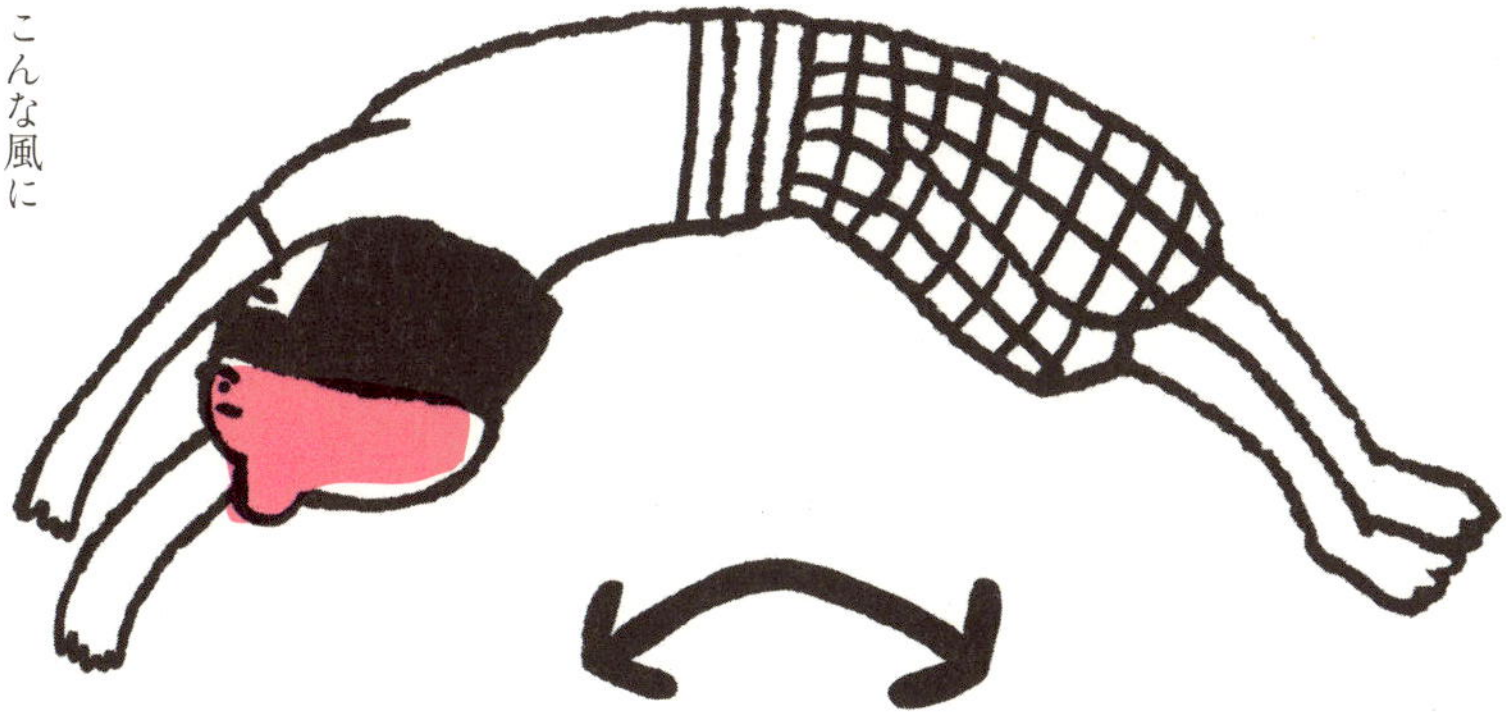

寝起きポーズ⑦

寝返り

体幹を鍛えて、全身の筋肉バランスを整える体操

クルリとしなやかに寝返りを打つ姿って、とっても優雅よねぇ。たまに、目が回らないのかしらって心配になっちゃうこともあるんだけど、平気みたいね。全身の筋肉を使うから『寝返り』は体幹を鍛えるのにもピッタリなのよ。全身が引き締まる感じがするのも、なんだか楽しいわぁ〜。

勢いをつけて転がるんは反則じゃ。全身がゴムになったように、ビヨ〜ンと伸びて〜、ビヨ〜ンと縮んで〜。伸びて〜縮んで〜。このゆる〜い感じがエエんよのぉ。ほれっ。

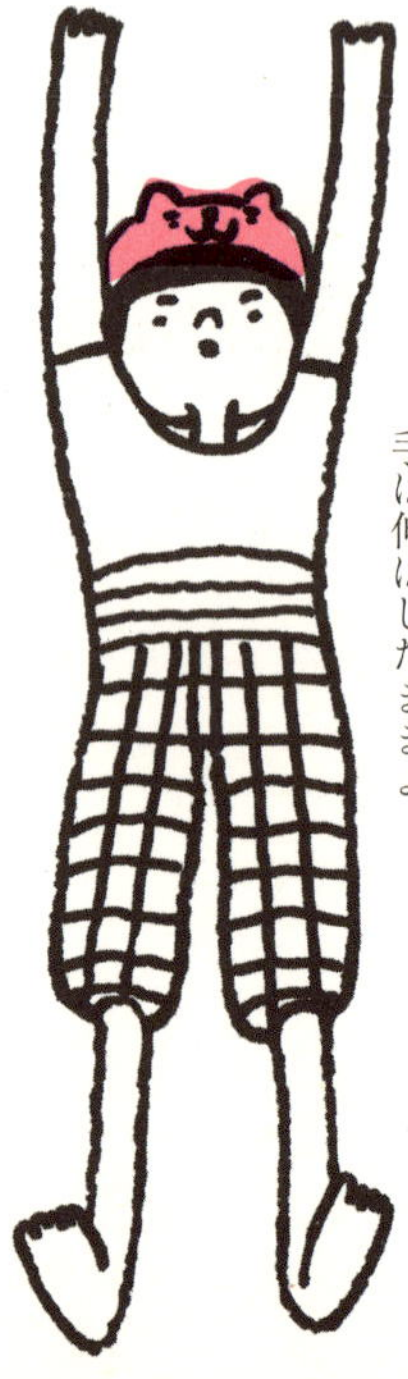

さぁ、転がるわよぉ。手は伸ばしたままよ。

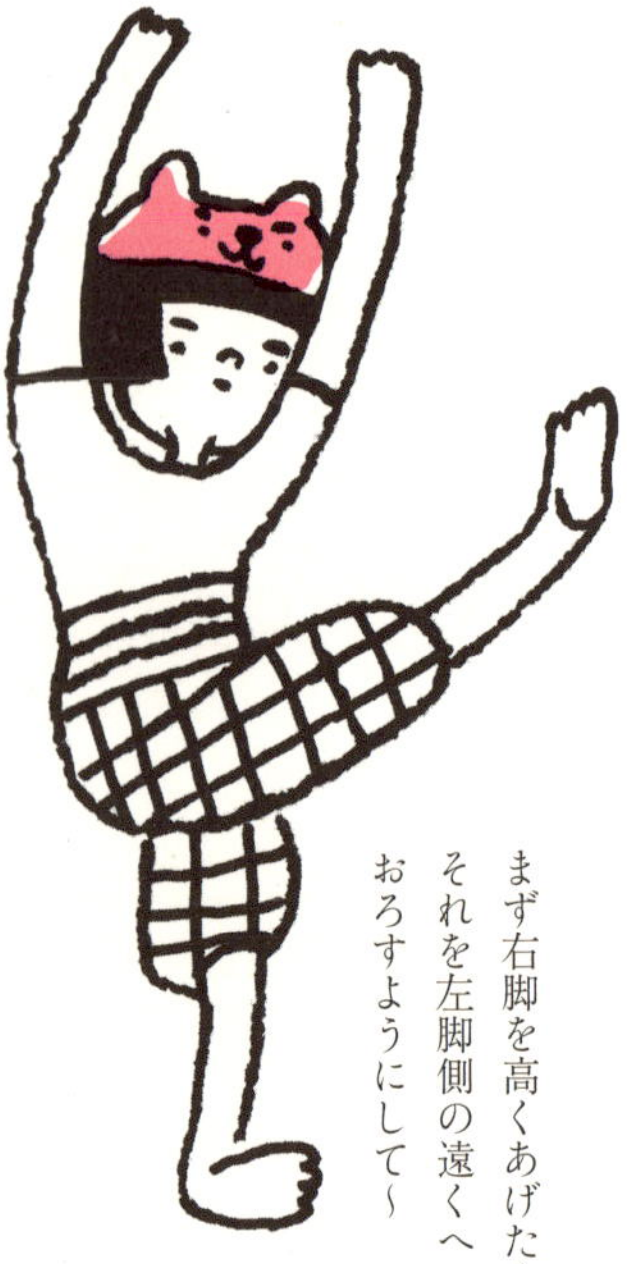

まず右脚を高くあげたら、それを左脚側の遠くへおろすようにして〜

基本ポーズだニャン

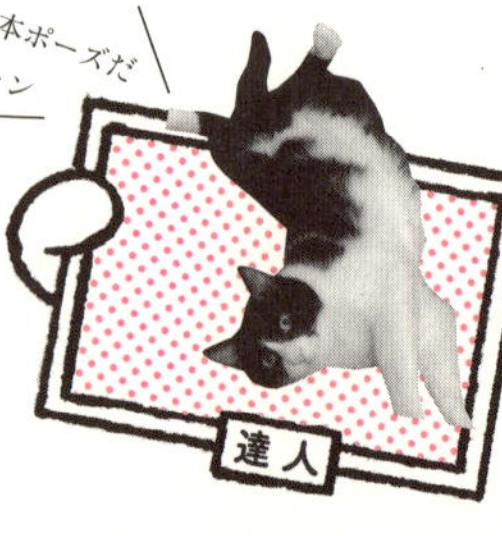

ゴロゴロニャンニャンゴロニャンニャ〜ンッ

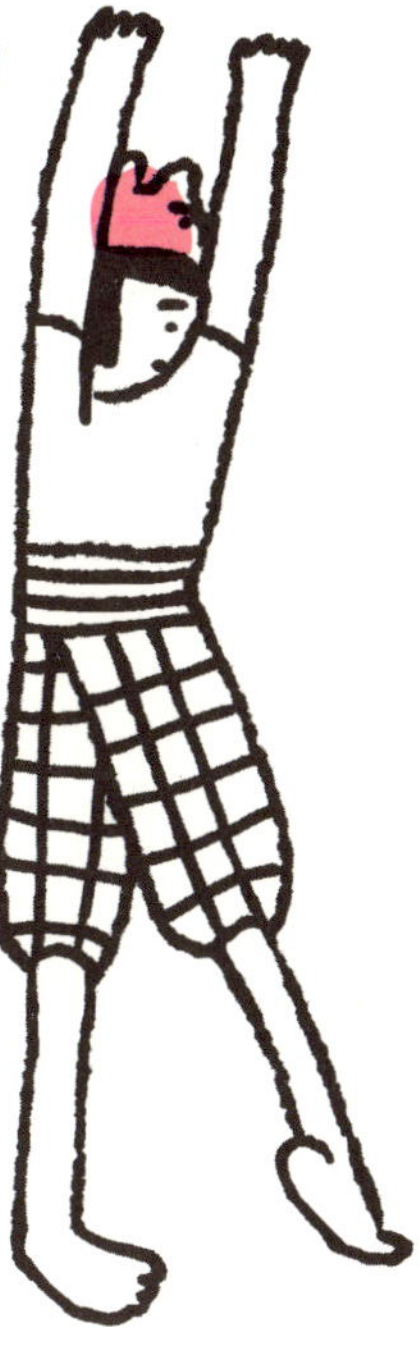

おろした脚に引っ張られるように、身体がねじれていくでしょ。

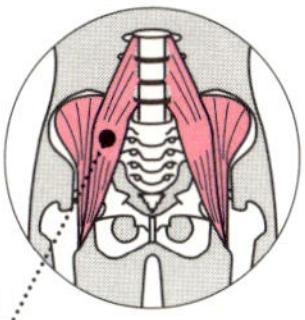

♨先生メモ

緩やかな動きは、骨に近い深層部の筋肉（インナーマッスル）に刺激を与え、骨格のバランスを整えてくれます。この筋肉が弱ったり緊張しすぎたりすると姿勢の歪《ゆが》みにつながってしまいます。表層部の筋肉（アウターマッスル）に力が入りすぎていないかを確かめながら、柔らかく転がりましょう。軌跡が扇形にならないよう、平行を保つことがポイントです。

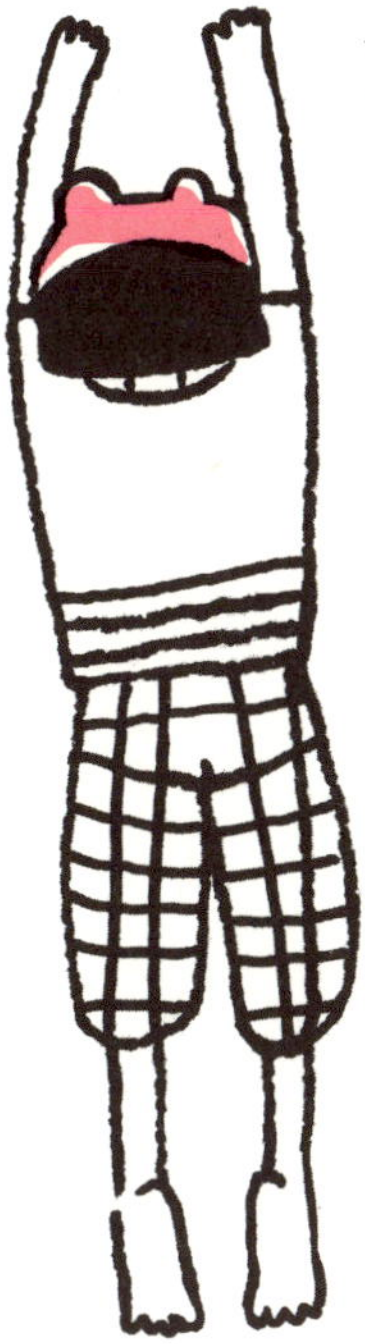

はい、コロ〜ンッ。上手に転がったかしら？バリエーションとして腕から転がることもできるし、達人クラスになると脚も腕も伸ばしたまま丸太みたいに転がることもできるのよ。

猫女 師匠たちは寝てるだけでインナーマッスルが鍛えられてるんですかぁ？
師匠 おぬしは、ネコ体操を何だと心得ておるのじゃ。繊細な動きをゆるゆると積み重ねることで、柔軟な肉体美を手に入れられるんじゃよ。その上で、仲間と技を掛け合って、日々鍛錬しとるんじゃ。
猫女 ただのジャレ合い…。
師匠 今でも猫じゃらしという怪物と闘うんじゃが、これがなかなか手ごわいよのぉ。
猫女 でも、師匠のおなかは、いつもブニブニしてますけど〜。
師匠 こ、こ、これは、柔らかい腹筋じゃ。そんなことより、布団から落っこちるぞ！
猫女 だって、狭いんだも〜ん。
師匠 フッ。床で転がっとれ。ただし、掃除してからじゃないと埃《ほこり》まみれじゃぞぉ。
猫女 チッ。

寝起きポーズ⑧

香箱座り

脚の付け根を柔らかくする体操

まるまるニャ〜ン
まん丸ニャ〜ンッ

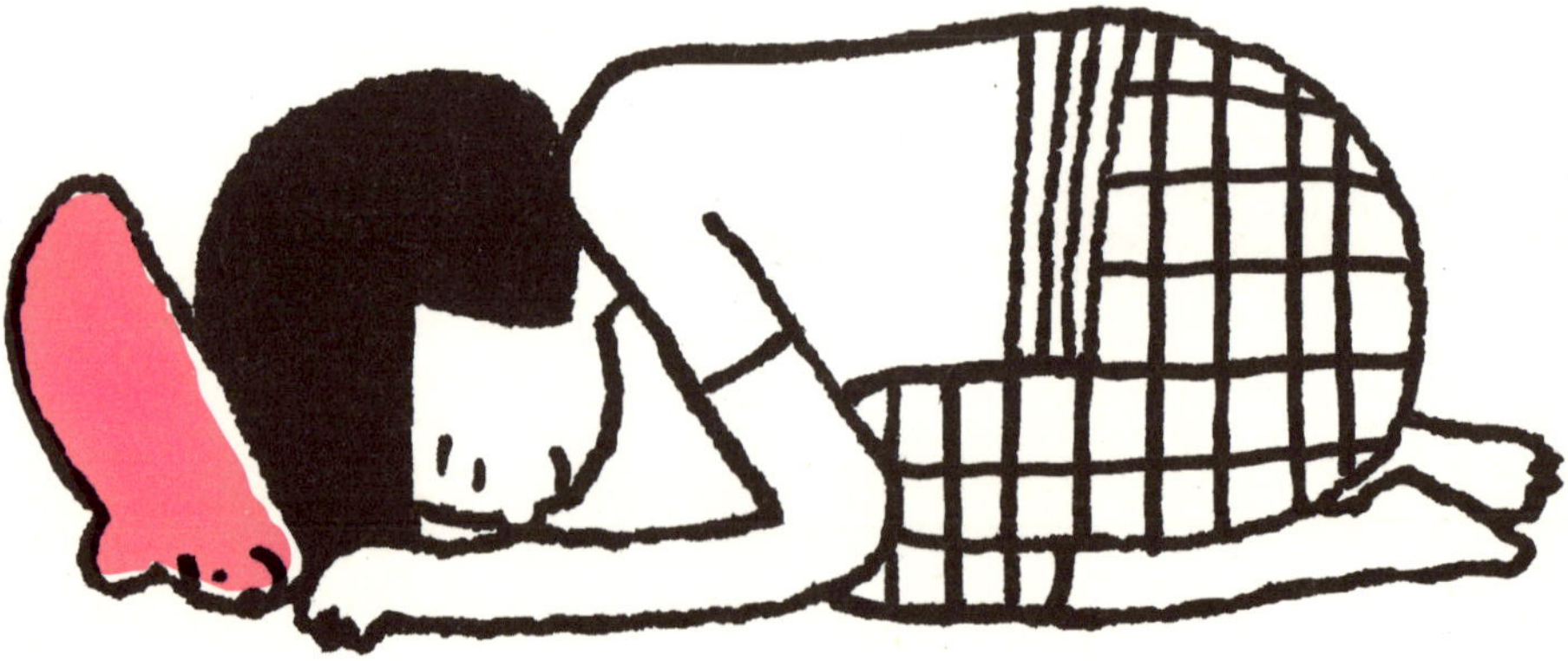

私は種。私は種。
土の中の種……
みたいな感じかしらねぇ。

脚を折りたたんで、ちょこんと丸まる姿がお香を入れる箱に似てるから『香箱《こうばこ》座り』って名前がついたなんて、とってもオシャレだと思わない？すぐに行動できない安らぎ空間の中でリラックスしてる証拠よね。心臓の鼓動が感じられてウトウトしちゃうわぁ。

おぉ、こうして丸まっとると、お母ちゃんのおなかン中を思い出すのぉ。ちゃんと覚えとるわけじゃないが、まぁ、そういうことじゃ。呼吸をするたびに、脚の付け根がゆる〜くなっていくのを味わっとくれ。ほれっ。

♨先生メモ

股関節《こかんせつ》は、大腿骨《だいたいこつ》の太く丸い部分が、骨盤にある丸い寛骨臼《かんこつきゅう》にスポッと収まり、左右から抑え込む格好になっています。そして、靭帯《じんたい》はもちろん、大腿《だいたい》四頭筋《しとうきん》、ハムストリングス、大殿筋《だいでんきん》、中殿筋《ちゅうでんきん》、内転筋群《ないてんきんぐん》、大腰筋《だいようきん》、腸骨筋《ちょうこつきん》などさまざまな筋肉によって支えられています。これらの筋肉が弱ると、股関節まわりがグラグラと不安定になり、腰痛や膝の痛みにつながってしまいます。

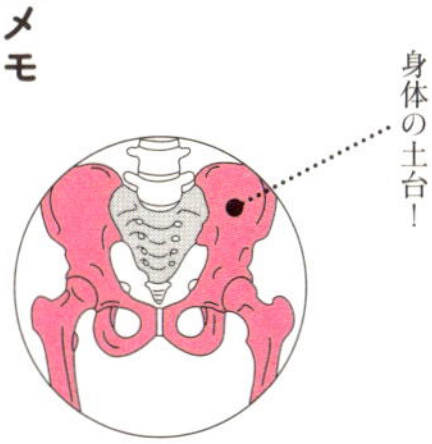

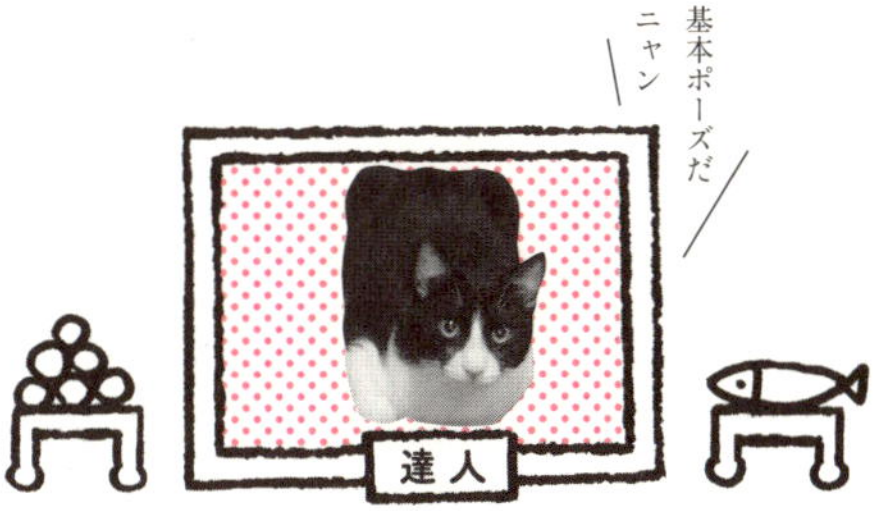

猫女 師匠っ、モゾモゾ揺らすと脚の付け根が気持ちいいし、なんだかあったか〜い。

師匠 冬は気持ちエエけど、夏は暑苦しいだけじゃがのぉ。

猫女 ハハッ。そういうもんですかぁ。これ楽ちんですねぇ。

師匠 ネコ体操は楽ちんにするもんじゃ。五箇条を覚えとるか？

猫女 その壱ッ、ダラダラやること。その弐ッ、身体と対話すること。その参ッ、自然な呼吸を続けること。その四ッ、あくびは自由にすること。その五ッ、途中で眠ってもご愛嬌！ よし、言えたっ。

師匠 （コロコロ、コロコロ）←落花生を転がす音

猫女 げっ、師匠、また落花生！

師匠 まぢめかっ！ それより、膝や脚の付け根に違和感のあるヤツは無理するなと伝えとけよ。痛みのない姿勢で脱力じゃ。ジワ〜リ、ジワ〜リと味わうんじゃよ。

寝起きポーズ⑨

見返り美人

首や肩まわりの緊張をほぐす体操

ほら、太陽が呼んでるわ〜
モゾモゾ、モゾモゾ

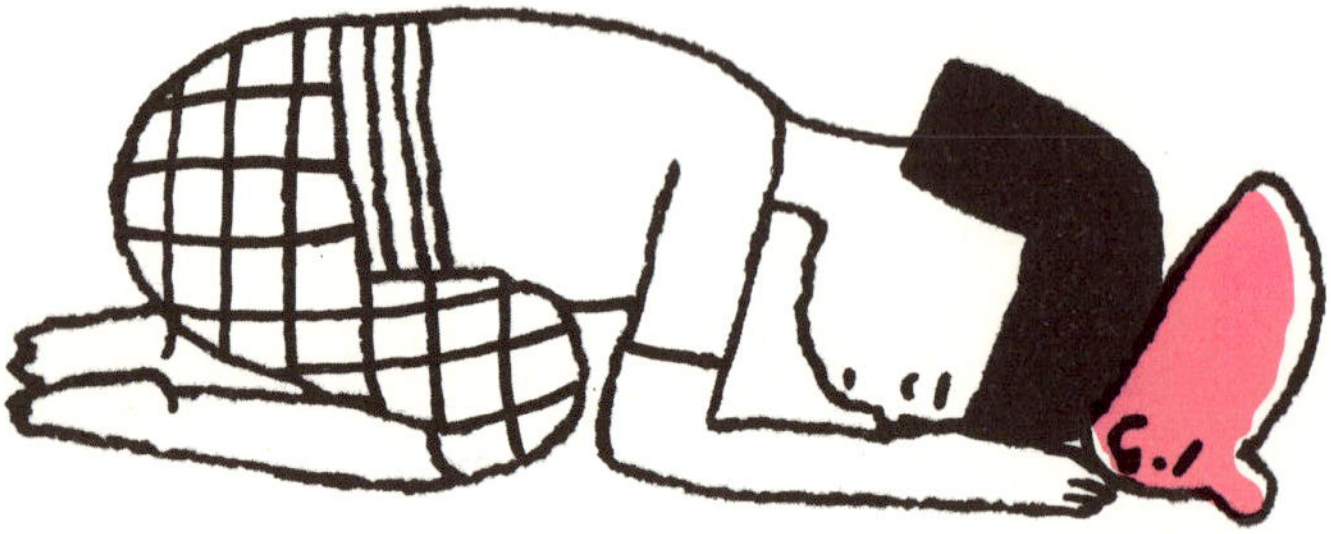

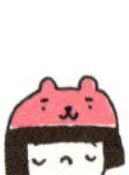

名前を呼ばれたり、何か気配を感じたりすると耳をピンと立てて『見返り美人』ポーズするでしょ。ちょっとお澄ましした感じがまたいいんだよねぇ。ほら、あなたの名前を誰かが呼んでるわよ。えっ、誰もいないって？ フフフッ。私よ、私。私が念力で呼んでるのよっ。

おいおい、キッと振り返るんじゃなくてのぉ、首をス〜ッと伸ばして堂々と遠くを眺めるようにするんじゃ。大きく、ゆったり、なめらかに、美人だと思い込むんじゃよ。ほれっ。

呼んだかニャ？なんか用かニャ？

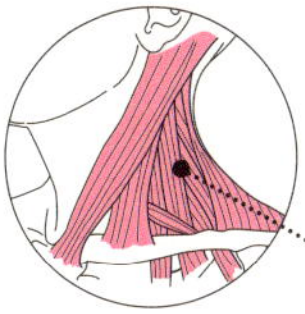

ここをほぐす！

♨先生メモ

首まわりには胸鎖乳突筋《きょうさにゅうとつきん》、斜角筋《しゃかくきん》、頭《とう》板状筋《ばんじょうきん》、肩甲挙筋《けんこうきょきん》、僧帽筋《そうぼうきん》、脊柱起立《せきちゅうきりつ》筋《きん》などさまざまな筋肉があり、ボーリング球ほどの重さの頭を支えています。頭の重さを感じながらゆっくりと持ち上げて、筋肉の繊維一本一本に働きかけるようにほぐしていきましょう。元の姿勢に丸まったときには、肩甲骨《けんこうこつ》まわりや首の力をフワッとゆるめることがポイントです。

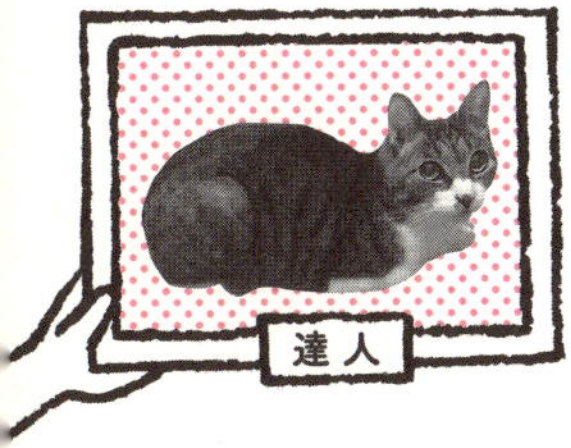

基本ポーズだニャン
達人

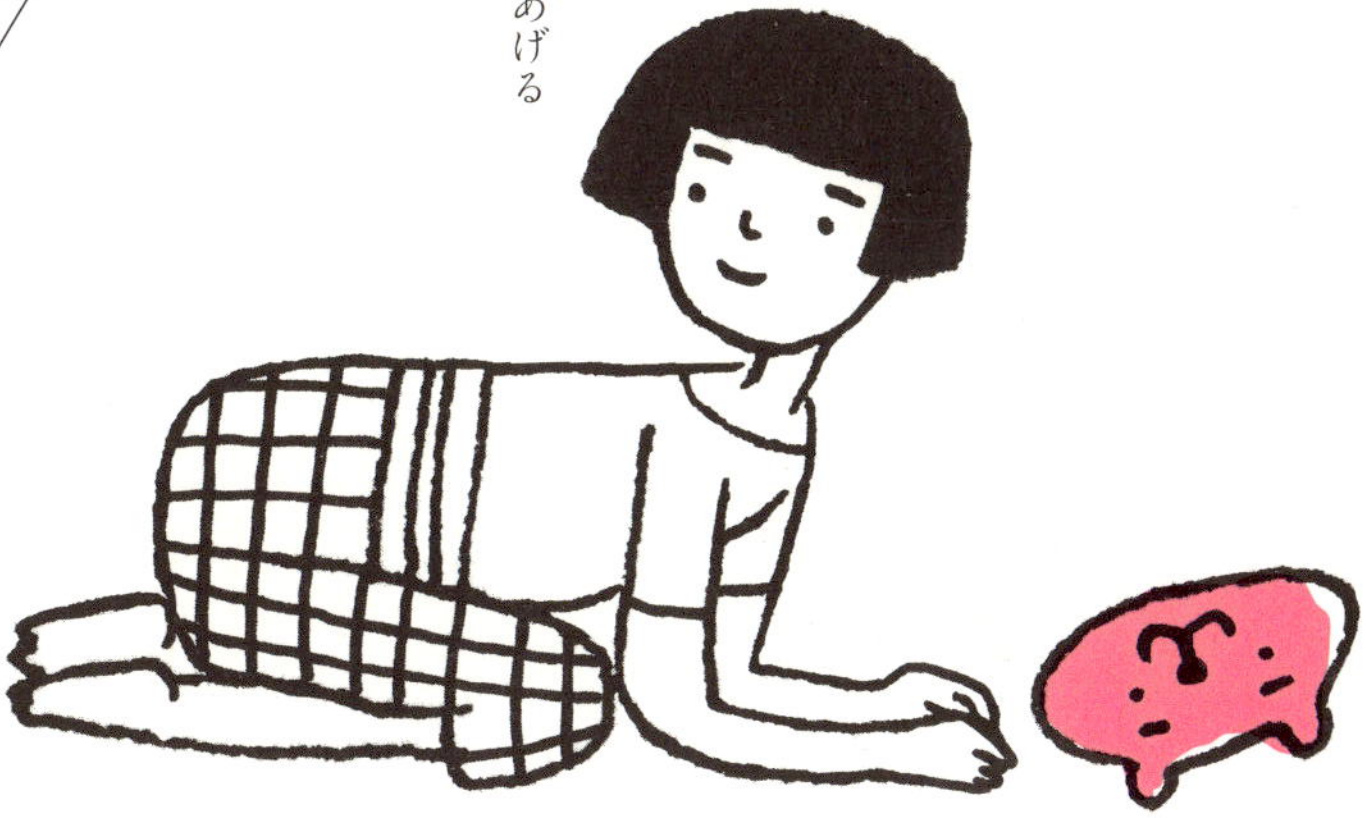

どう？
首を伸ばしながら持ちあげるイメージがわいた？
可愛くできた？
ヒョコッ

猫女 師匠〜！

師匠 （ヒョイッ）なんじゃ？

猫女 わぁ、やっぱり上手いですねぇ。

師匠 （ピキッ）…おぬし、実験かっ。気軽にワシを呼ぶなっ！

猫女 いやいや、ちょっと見てくださいよぉ。首のところが引っかかって、師匠みたいにス〜ッと伸びないんですよぉ。

師匠 そりゃあ、首の力だけで回そうとするからじゃ。助け合いの精神を忘れたんか。肘で布団を押すようにして、胸から首、そして頭のてっぺんを引っぱりあげられるような感覚でスルスルと伸ばしていくんじゃよ。

猫女 わっ、できたぁ！

師匠 このひと手間が楽にやるコツじゃ。

猫女 ス〜ハ〜、ス〜ハ〜。

師匠 おっ、呼吸も忘れとらんな。成長したのぉ。エライぞぉ。

寝起きポーズ⑩

ヨガ猫

背骨や肩甲骨のまわりを反らせながらほぐす体操

ほらっ、ヨガにもあるでしょ、猫のポーズって。モコッとしたおしり、なめらかに伸びる背中、その先においた柔らかな手。あぁ、これぞまさしく、理想的な『ヨガ猫』ポーズだわぁ。思わず、ニャ〜ッて声に出したくなっちゃうわね。

慌てたらいかんぞぉ。床についた肘でバランスを取りながら、無理をせずにゆるゆると腕を伸ばしていくんがコツじゃぞ。見よ、力が抜けて、柔らかくて、しなやかにやっとるのが伝わるじゃろぉ。気持ち良さそうじゃから、カプッと噛《か》みたくなってくるわいっ。ほれっ。

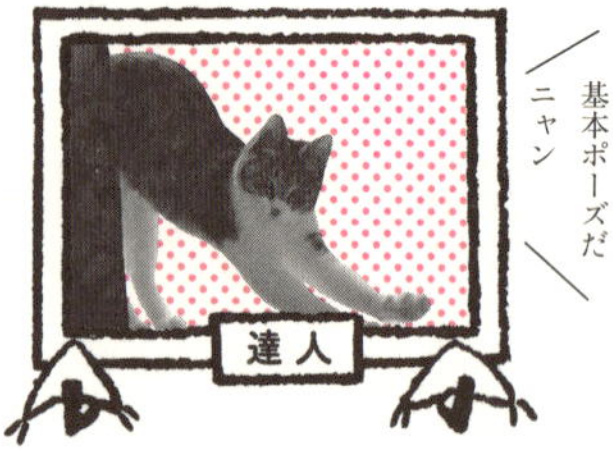

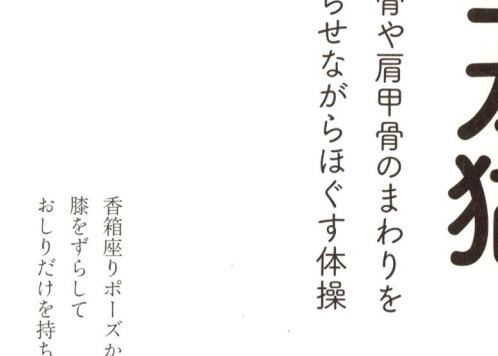

香箱座りポーズから、膝をずらしておしりだけを持ちあげてね。

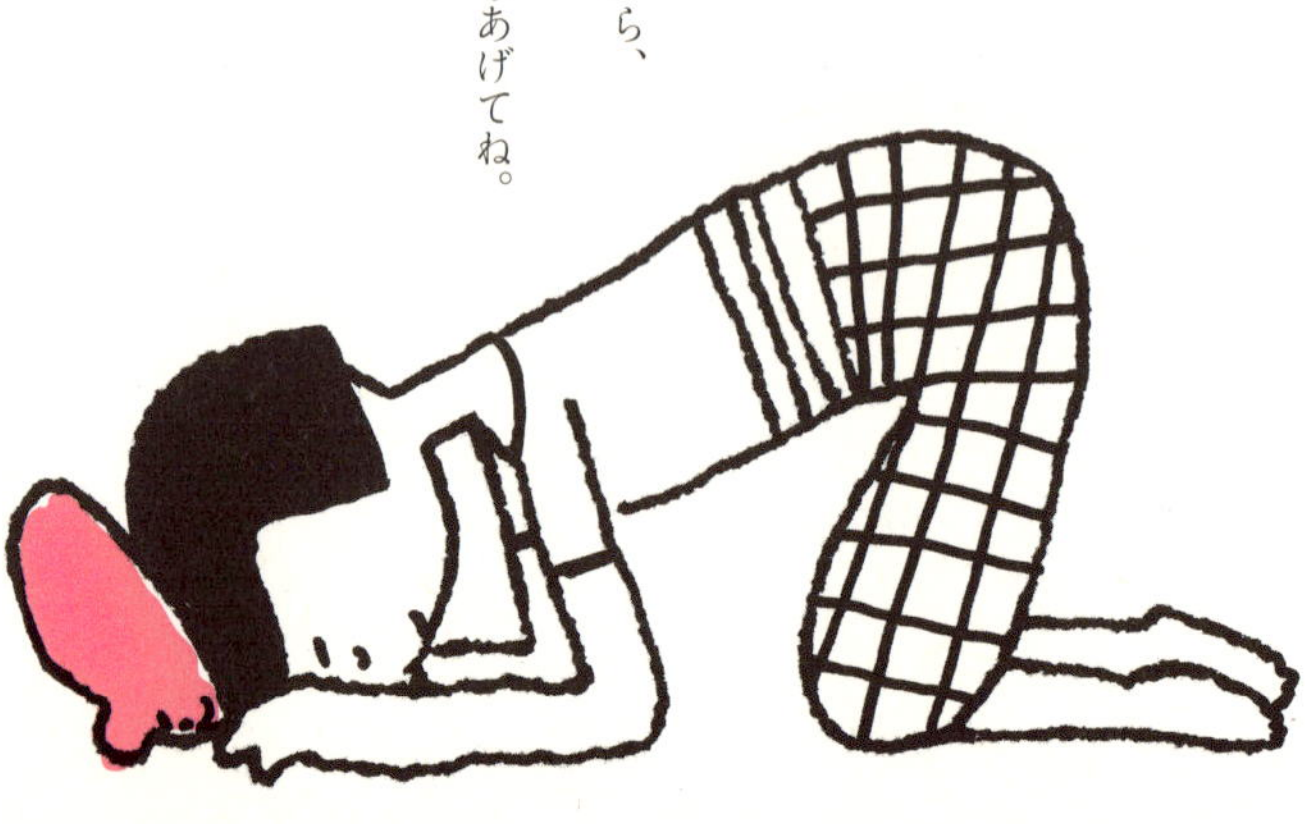

猫女　そういえば師匠って、私の脚や腕にしょっちゅうアゴを乗っけてきますけど、やっぱり肩が凝るんですかぁ。

師匠　凝っとるような、凝っとらんような、どうかのぉ。楽ちんじゃからのぉ。

猫女　師匠は頭が軽いから、肩は凝らないのかもしれませんねぇ。

師匠　おいっ、頭が空っぽみたいに言うな！　おぬしは最近、えらく生意気に…、ホニョッ。

猫女　へへへッ。首根っこをつかむと大人しくなるんですよねぇ。あら、師匠、爪長いですよぉ。このまま切ってあげますよっ。

師匠　うぅぅぅ、不覚にも気持ちエエのぉ〜〜〜。

猫女　どうして、ここをつかむとジッとしちゃうんですかぁ？

師匠　ＤＮＡに訊《き》いとくれ。

猫女　…。

師匠　揉《も》んでくれてもエエぞぉ。

ヨガヨガ ヨガヨガ 伸び〜る 伸び〜る

♨先生メモ

人間の背骨は、頸椎《けいつい》7個、胸椎《きょうつい》12個、腰椎《ようつい》5個、仙椎《せんつい》5個、尾椎《びつい》3〜5個です。猫の場合は、頸椎7個、胸椎13個、腰椎7個、仙椎3個、尾椎は猫の種類によってさまざまです。猫の方が柔軟性に優れているのは、骨の数が多いことに加えて、骨と骨との間の椎間板《ついかんばん》と呼ばれるクッションや靭帯《じんたい》、皮膚が人間より柔らかく伸縮しやすいためだと言われています。

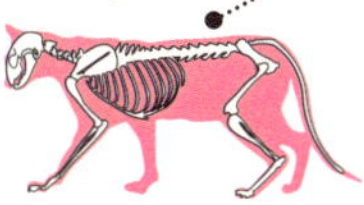

肘の位置を少しずつ前へ持って行けばヨガ猫ポーズの完成〜

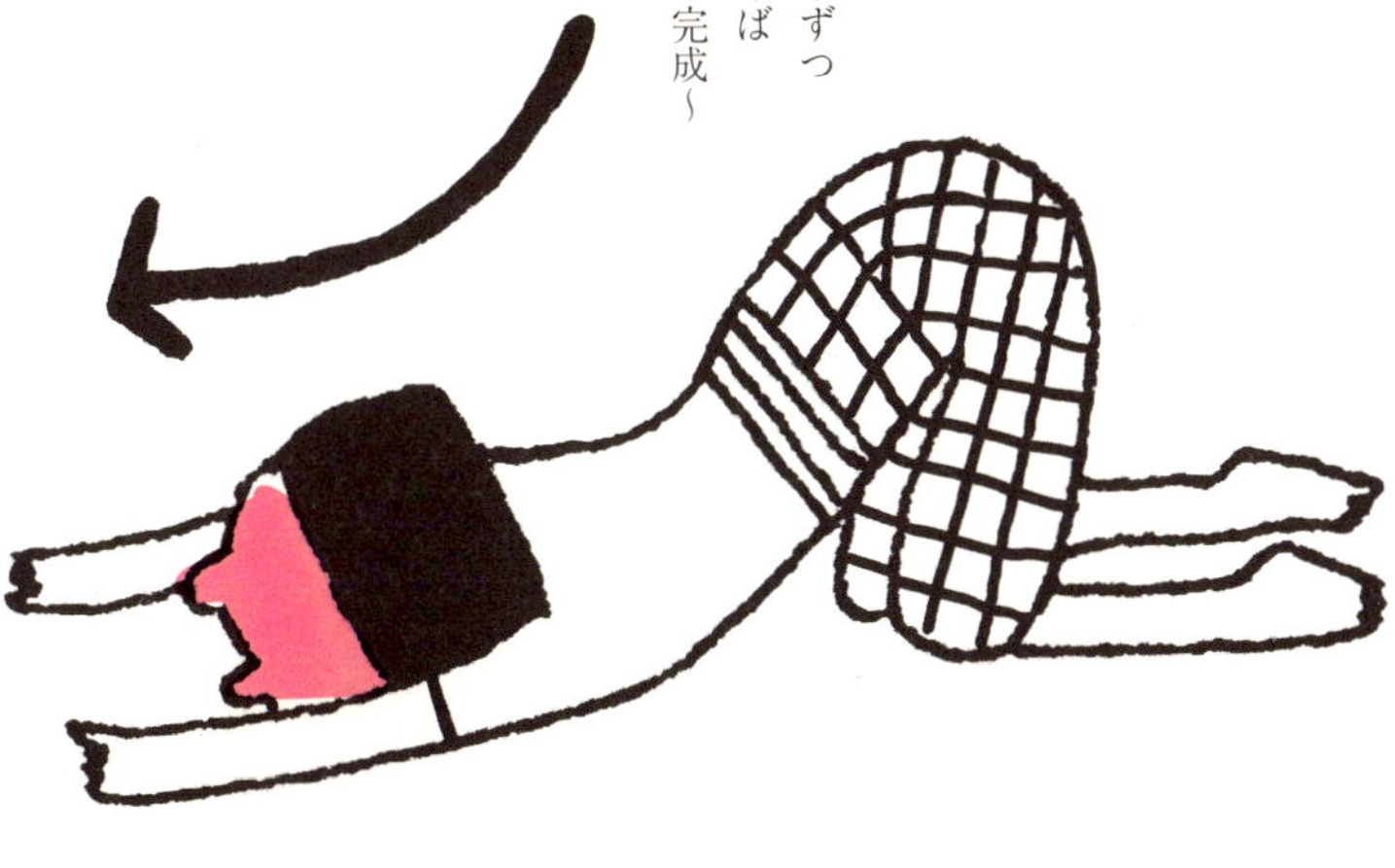

『電話作戦で円満に』

初めてネコちゃんと一緒に暮らそうと決意したときのこと。ネコちゃんのご主人には「人見知りするので、初めて会った人にはシャーシャー言って絶対に懐かない」と言われていたの。そんな寂しいことはないなぁと、練った対策がコレ。対面するひと月前から電話で声を聴かせるというもの。ネコちゃんって耳がイイから、慣れてもらおうと思ったの。

結果は、大成功！　初めてのその日、「こんにちは～」って部屋に入ったら、ネコちゃんの方から近づいてきてくれたの。これにはご主人もビックリ。「こんなこと珍しいよ。本当に珍しいよ」ってね。

ネコちゃんはスリスリと匂いをつけながら「あぁ、来たのね。よろしく」みたいな雰囲気を出してくれたの。一緒に暮らしてもいいよって言ってくれてるようで、涙が出るほど幸せな瞬間だったわぁ。

『初噛みの恍惚感』

ある人ン家のネコちゃんは、おなかを触られると噛《か》みつくらしい。まだ噛まれるという体験をしたことのなかった私は、ちょっとビクビクしていた。頭をナデナデ……。うん、いい感じ。触る場所にさえ気をつければ無傷で帰れる。が、邪魔というかなんというか、その家には、もうひとネコ住んでいたの。

その原因のネコちゃんがフラフラと近づいてきた。「あら、この子も可愛いわぁ」と、右手で最初のネコちゃん、左手で新しいネコちゃんをナデナデ……。「!?」　イタ～イッ！！　瞬殺です。最初のネコちゃんに右手をばっちり噛まれました。でも、まさかの

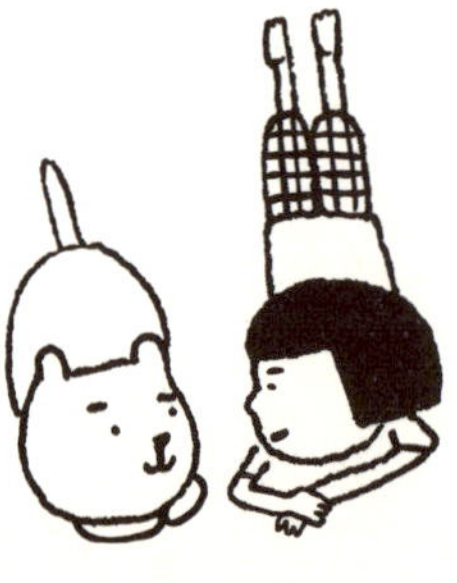

出来事です。だって、おなか触ってないんですものぉ〜。

噛んだ瞬間のそのネコちゃんの目を今でも忘れません。「フッ、心ここにあらずだったんだろ」と睨《にら》みつけられたあの感じ。寄ってきたネコちゃんに心がいったのは確かだけど、ほんの一瞬なのに〜。でも、可笑しいのがね、噛まれて悔しかった半面、痛さを初めて知ることができて、なんだか嬉《うれ》しかったんだぁ。えへへっ。

『しゃべるネコ』

「うちのネコ、しゃべるんだよ」と聞きつけて、ある日、『検証隊』を一人で結成し乗り込んだ。

・午後、ニャーニャー鳴くが、しゃべっているとは言いがたい。
・夕方、寝てるだけだし寝言もない。
・夜、時々ニャーというが、我々の言葉と認識するものではない。

あれれ？「ねぇ、なんてしゃべるの？」と聞くと「おはよう」だという。おいおい、朝かいっ！ということで、翌朝、寝ぼけまなこでネコちゃんに挨拶すると、「オハァヨッ」と。ひゃ〜、しゃべった！

でもね、朝しかしゃべらないのは不思議でしょ。フフッ。ここに人間の思い込みがあるのです。このネコちゃんは、「おはよう」ではなく、実は「ないよ」と言っていたのですっ！

この家では、一日分のカリカリを毎朝、丼に入れてドンッと置いています。食べつくしたエサは翌日、ご主人が起きてこない限り増えることはありません。だから、朝、「ないよ」と言ってエサを促しているのですっ。いいですか、ちゃんと聞いてくださいよ。ほらっ。「オハァヨッ…アァヨッ…ナァ〜ヨッ」→「ないよ」です。聞き取れ……ました？

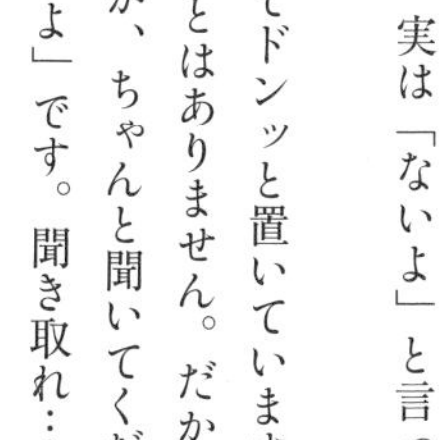

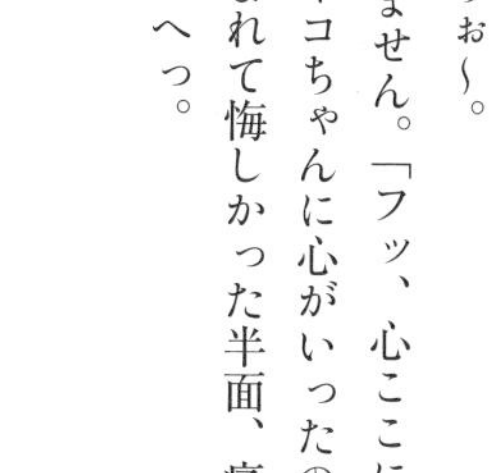

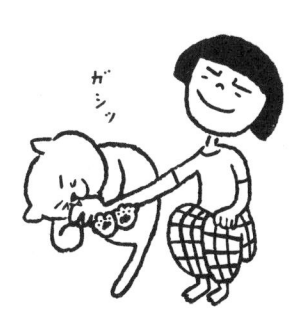

アーチ

柔軟性と呼吸器官の働きを高める体操

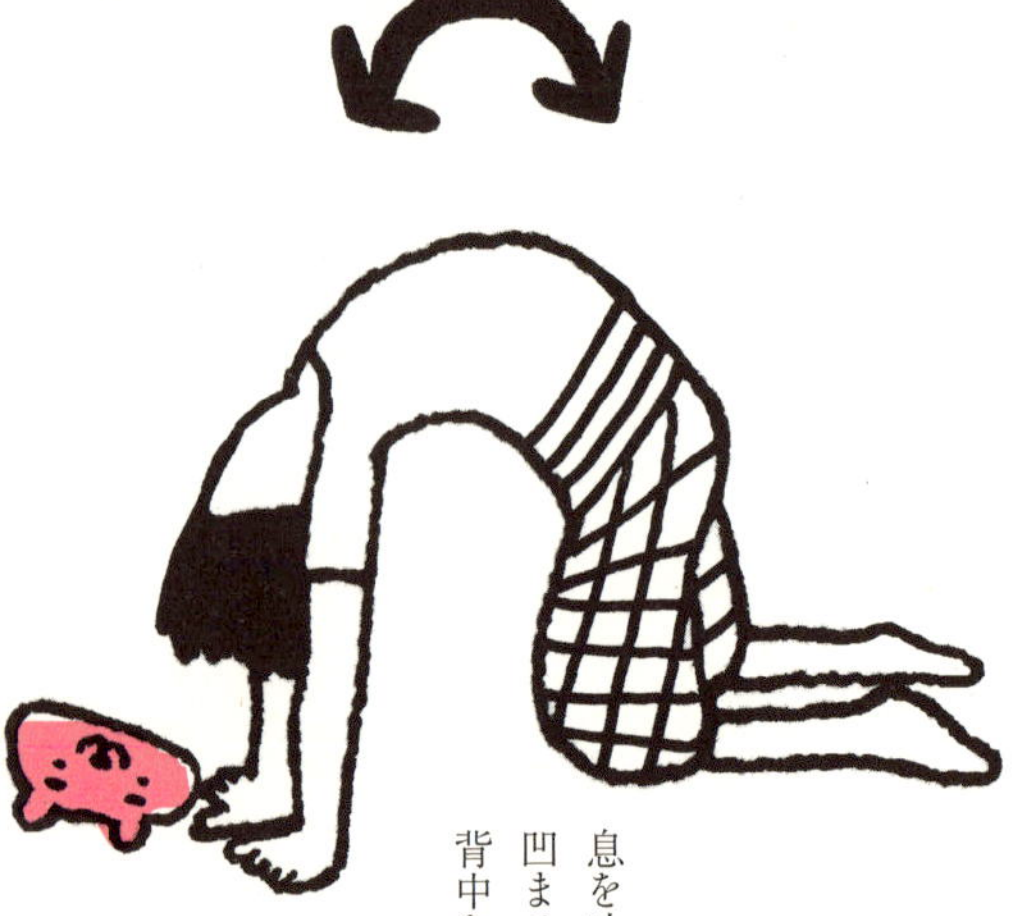

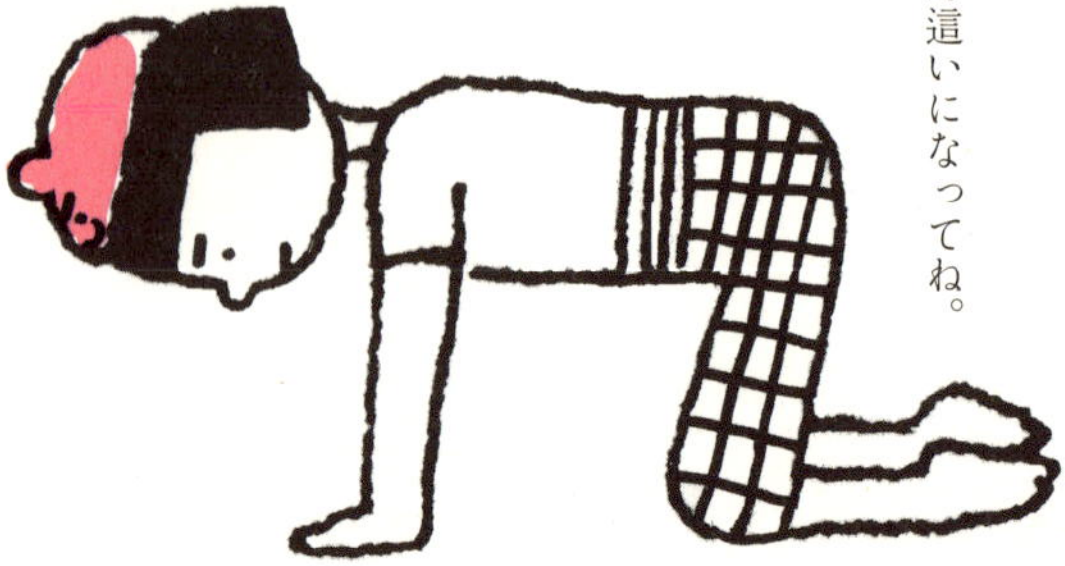

四つん這いになってね。

息を吐いておなかを凹ませるようにしながら、背中を丸めていきましょう。

自分の身体を大きく見せたいときに『アーチ』のポーズをしてるよね。毛を逆立ててシッポを膨らませてたら、何かにおびえてるか、闘争心が剝《む》き出しになってるときだから、私は近づかないけどね。あ、ここではわざわざ闘争心に火をつけなくていいからね〜。

見よ、このモデル猫を。おぬしはどう思うかのぉ。ん？ 背中が丸まっとるように見えるんか？ まだまだ修行が足りんのぉ。こりゃあ、腹が凹んどるんじゃよ。この違いが分かったら、大したもんじゃや。ほれっ。

アゴさげて〜 おなかは ペタ〜ンッ

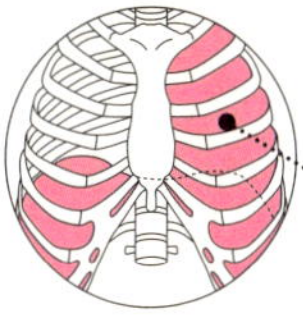

♨先生メモ

アゴを引き寄せて胸やおなかを縮めるときは、口から息を吐き、おなかの奥のインナーマッスルに刺激を与えます。同時に、腕と身体を引き離すようにし、左右の肩甲骨《けんこうこつ》の間を開き、背中の筋肉を伸ばしましょう。一方、アゴをあげて胸を開くときは、鼻から息を吸いましょう。肺が膨らむたびに肋骨《ろっこつ》と肋骨の間の肋間筋《ろっかんきん》が働いているのを感じましょう。この筋肉がスムーズな呼吸を助けてくれているのです。

息を吸って胸を膨らませながら、アゴを突き出しますよぉ。

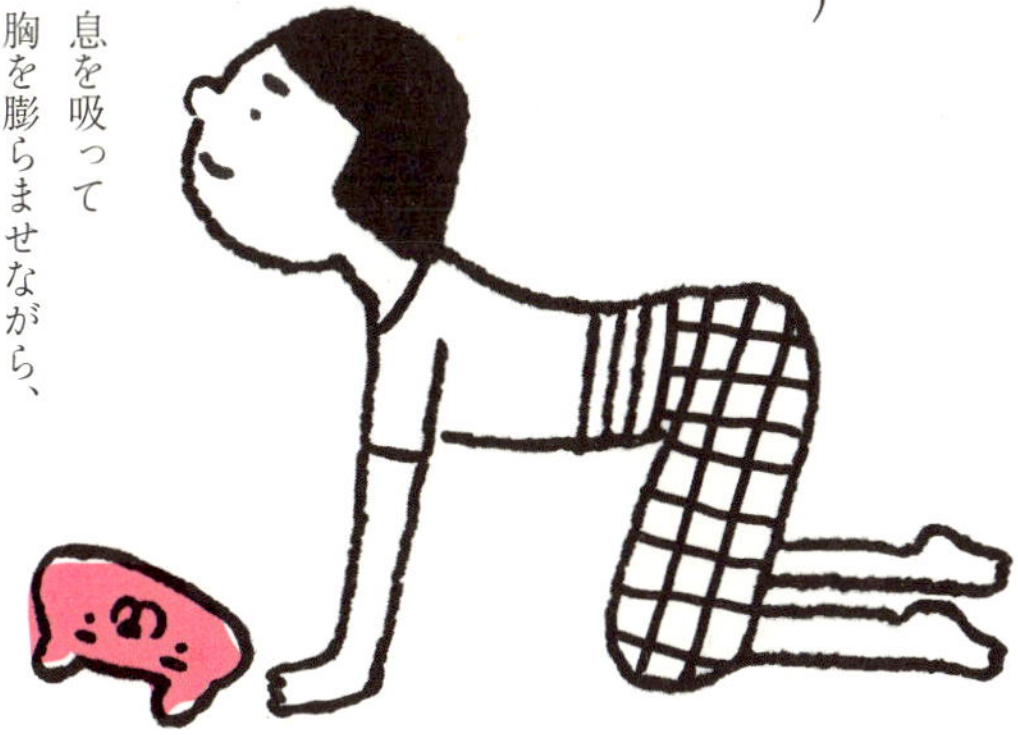

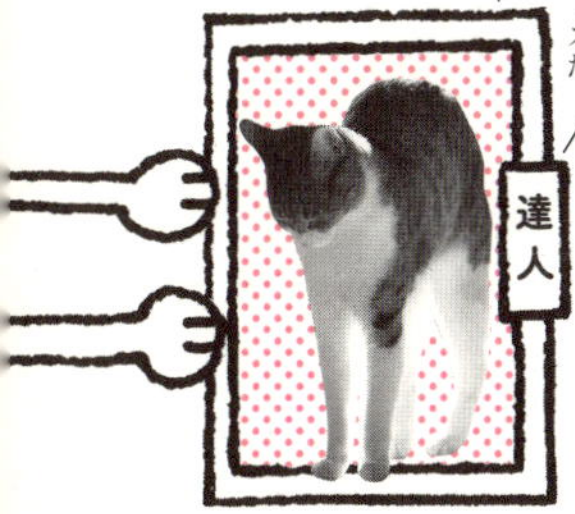

猫女 わ、分かってますよ! 背中に意識を集中させると反りすぎちゃうから、おなかを意識するんでしょ〜。

師匠 おぬし、成長したのぉ〜(涙)、あっちとこっちで互いに助け合い、補い合うことこそ、ネコ体操の本質じゃ。

猫女 深いですねぇ。

師匠 ただダラダラしろと言うとるんじゃないぞ。ちゃんとダラダラしろと言っとるんじゃ。ちゃんとダラダラするいうんは、ちゃんと身体のことを考えて、エエ感じのところでダラダラするっちゅうことじゃ。分かるかのぉ。

猫女 落花生を転がしたくなるときってこういうときかなぁ。

師匠 なにをいっちょまえに言うとるか。これはワシ専用の爪とぎじゃ。返せっ!

猫女 ヘッ? 落花生で爪とぎ? どおりで伸びてたわけだっ。

寝起きポーズ⑫

おねだり

アキレス腱や脚の付け根を
優しく刺激し、
背中をスッキリさせる体操

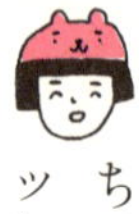

ちょこんと座ってジ〜ッとこっちを見つめるつぶらな瞳。まぁ、たいていはご飯をおねだりしてるんだけどさぁ。肩の力がストンと抜けた物静かな佇《たたず》まい見てると、イヤ〜ンッ、急いでご飯をあげたくなっちゃう〜。ホントに『おねだり』上手なんだからっ。

足の裏で大地を踏みしめるように座るんじゃ。見よ、無駄のない洗練された姿勢を。そろそろ、覚醒しはじめてもエエ頃じゃからのぉ。顔を前に向けるたびに、ちょっとエエ顔をしてみぃ。ほれっ。

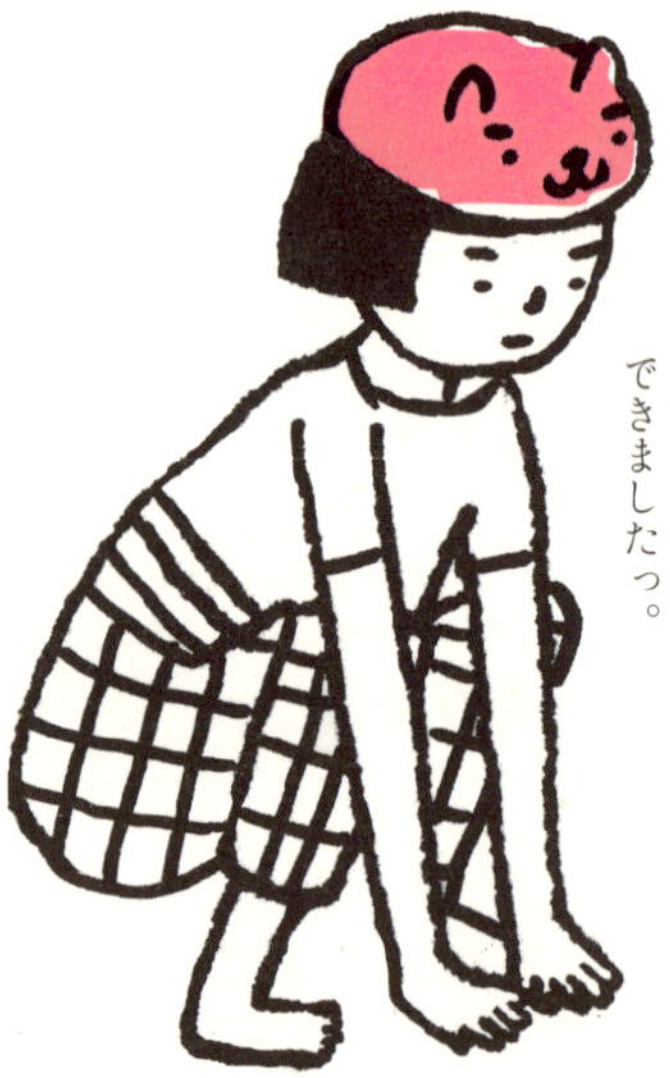

はい、おねだりポーズができましたっ。

両手を脚の方へ近づけてきてね。

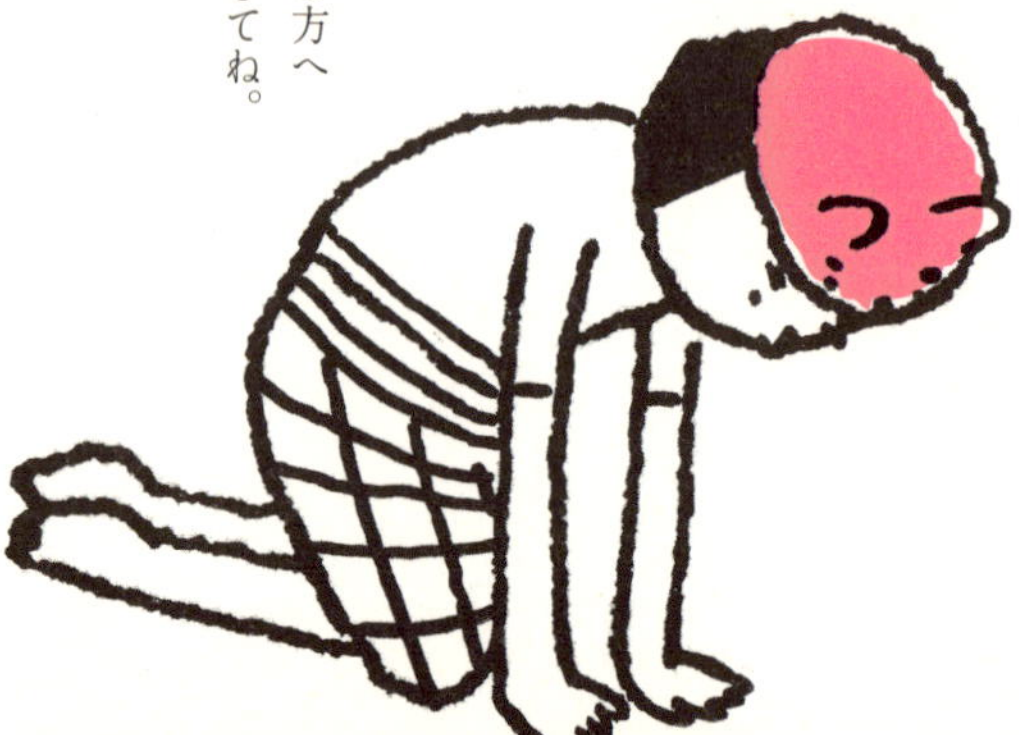

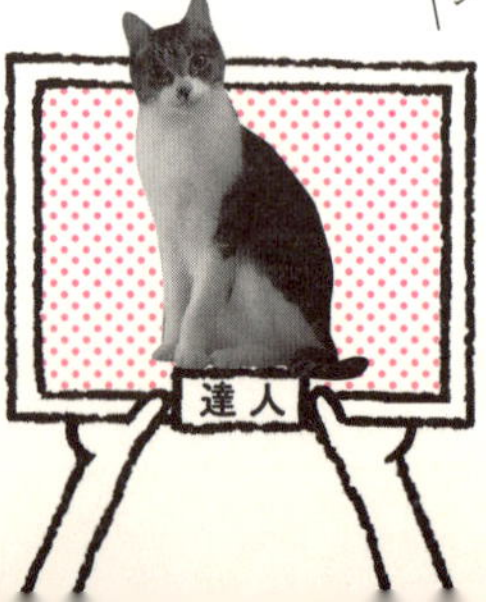

基本ポーズだニャン

猫女　あ〜ん、師匠〜っ、アキレス腱《けん》が硬くて、うまくおねだりできませんっ。

師匠　おぉ、よしよし。大丈夫じゃ。よくやっとるわい。モデル猫は達人中の達人じゃ。格好から真似せんでエエ。不格好でも、できることをすりゃあエエんじゃよ。

猫女　あ、そうか。イメージだ！

師匠　朝のゆるゆるダラダラした積み重ねが、ぼちぼちと細胞に働きかけるからのぉ。

猫女　し、師匠、今朝はなんだか優しいですね。

師匠　フッ、なにせ、まだ褒美のカリカリを貰っとらんからのぉ。泣かれとっても困るんじゃ。

猫女　チッ。そんなことだろうと思いましたよ。毎朝ご飯食べに来るなら、一緒に暮らしますかぁ？

師匠　ウ〜〜〜ン。…ワシはキレイ好きじゃからのぉ。

猫女　へっ？　それどういう…。

先生メモ

顔を正面に向けるときには、背骨をまっすぐ起こすようにし、肩甲骨《けんこうこつ》まわりの筋肉を意識しましょう。顔をさげるときには、おなかの筋肉を縮めるように行い、上半身の力を抜きましょう。寝起きの身体ですから、無理をせず、ジワリジワリと伸びる感じを味わうことが大切です。おなかを膨らませたり凹ませたりしながら呼吸を繰り返すと、股関節《こかんせつ》やアキレス腱《けん》などに優しく刺激が伝わります。

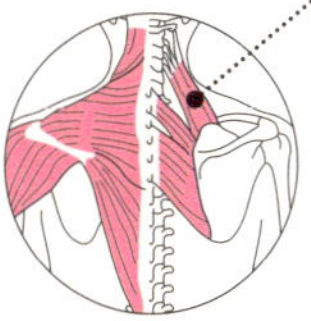

背中を丸めたり〜

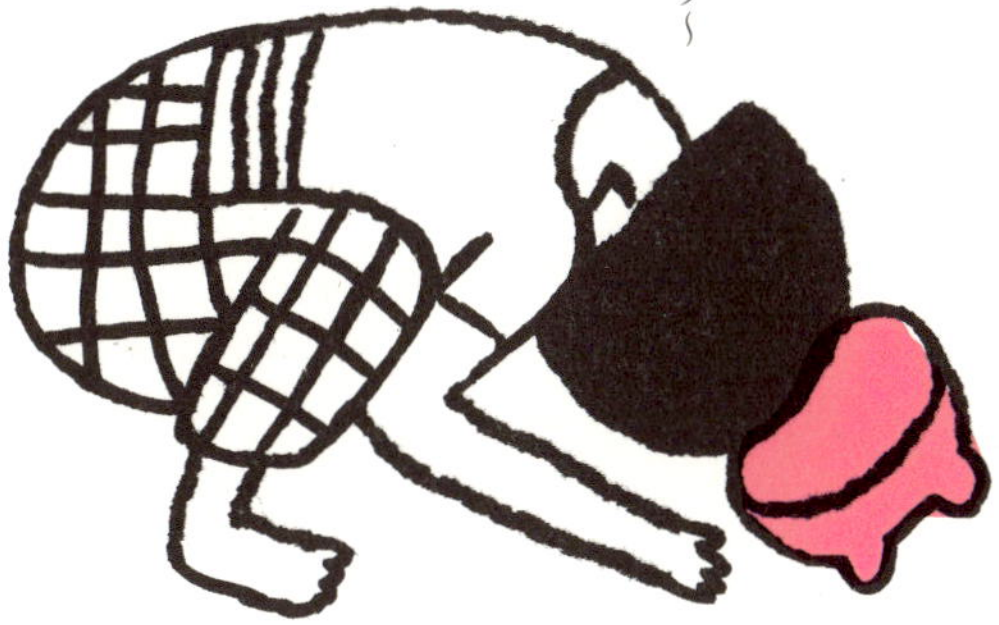

お〜な〜か〜が〜す〜い〜た〜ニャンッ

伸ばしたり〜を繰り返しましょう。

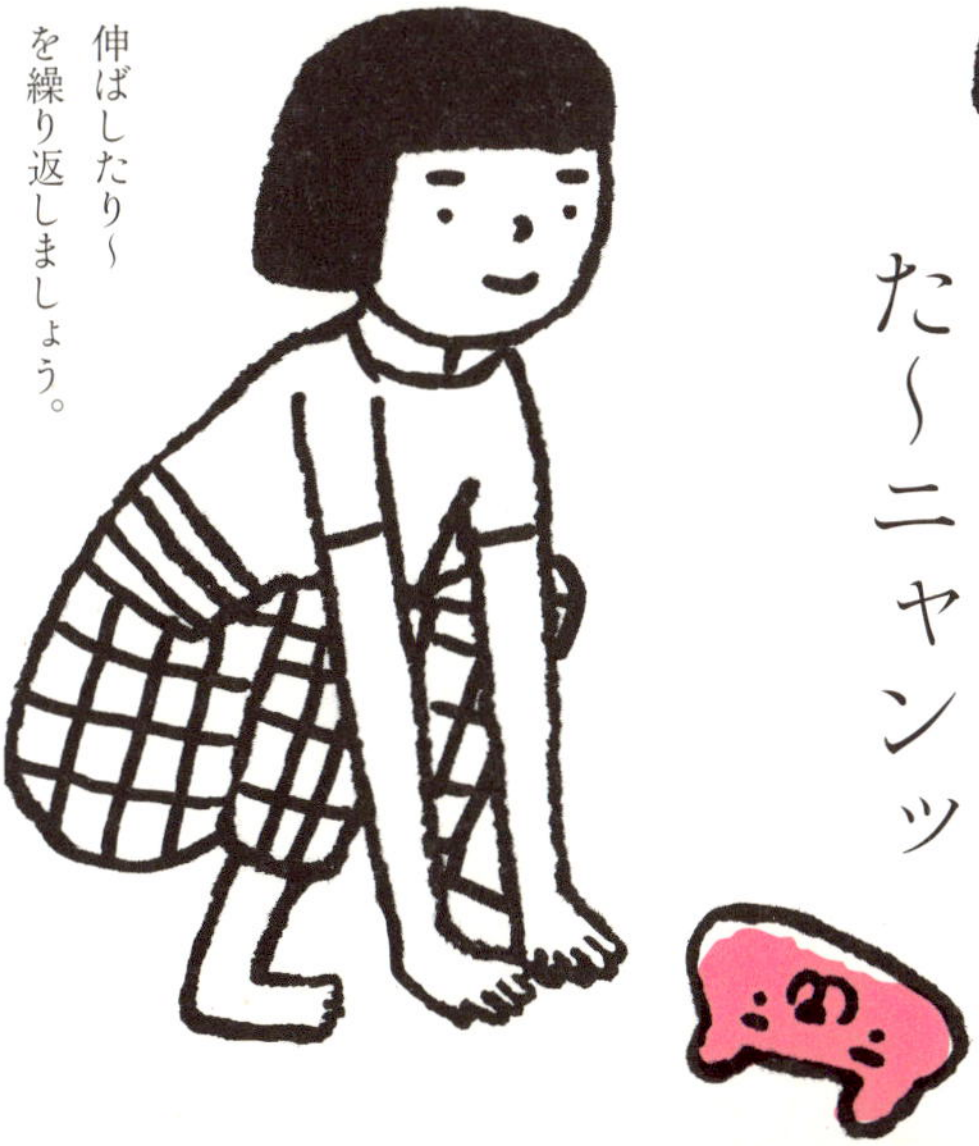

背伸び

太ももの内側を刺激してバランス感覚を養う体操

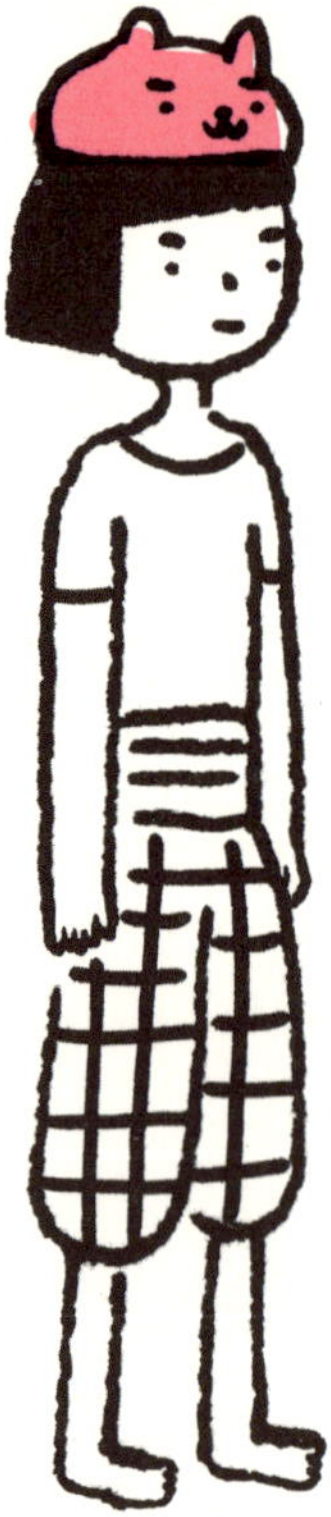

さぁ、立ちあがりましたよ。

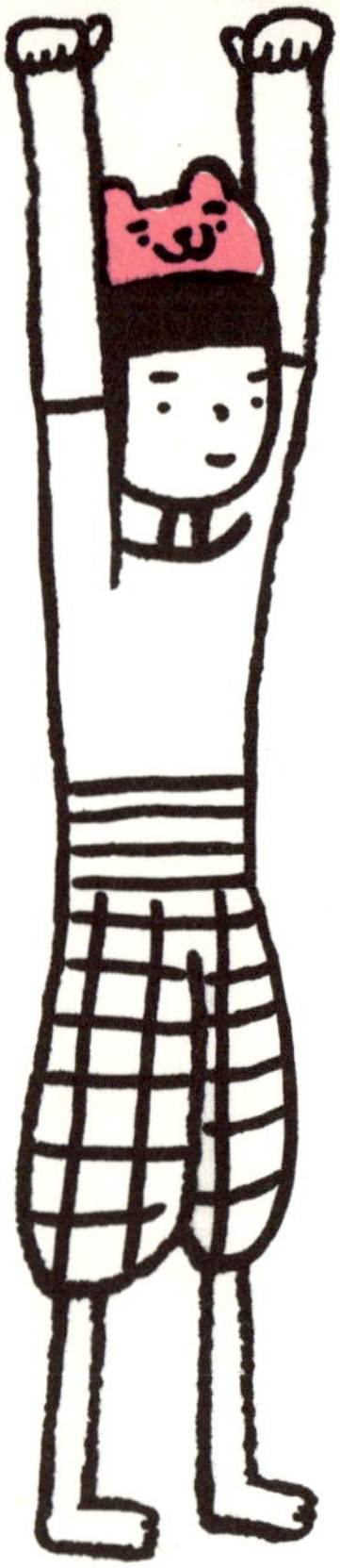

まねき猫の手で万歳をしながら……

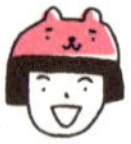

お待たせしましたぁ。いよいよ立ち上がるわよぉ。ほら、猫も二本足で立つことあるでしょっ。欲しいものがあると何でも手に入れようとするんだから、可愛いったらありゃしない。さぁ、一緒にスラッとつま先立ちして『背伸び』するわよぉ。

見よ、キラキラした太陽をつかまえようとしてグ～ンと伸び上がる勇ましさ。気持ちがエエよのぉ。あ、いや、分かっとるぞ。太陽には届かんぞ。届きそうで届かない～～～っちゅうのが、じれったくてエエんじゃよ。ほれっ。

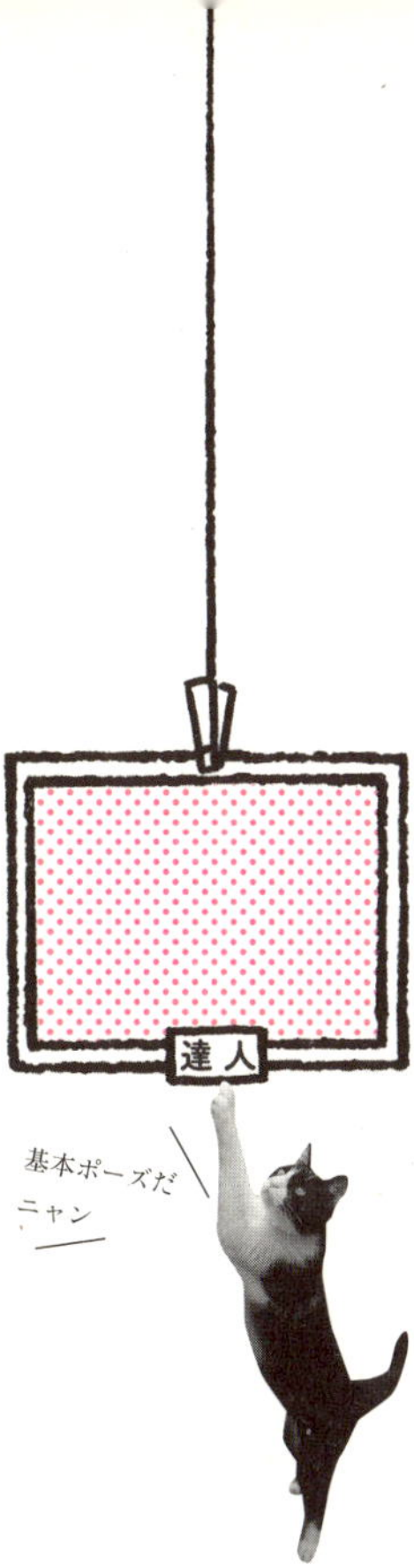

伸び~る 伸び~る お陽さま キャ~ッチ!

はいっ、
つま先立ちをしますよぉ。
バランスを取りながら
繰り返してね。
次の体操『ジャンプ』の
準備だからね。

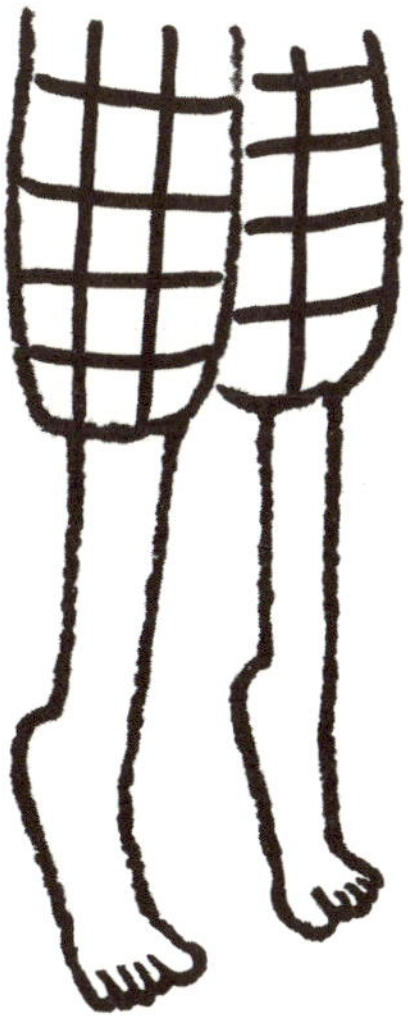

猫女 つま先がいつもグラグラするんですよぉ。
師匠 おしりがドロンとしておるぞ。プリッと引き締めてみぃ。
猫女 え、おしり?
師匠 ほれ、太ももの内側にも力が入るじゃろ。気持ちは、上に上に持っていくんじゃよ。
猫女 師匠はいつもつま先立ちしてて疲れないんですかぁ?
師匠 ワシらが踵《かかと》をつけて歩くときは、糖尿病になったときじゃ。
猫女 そうなんですか!
師匠 だから甘いもんは我慢しとる。ゼリーにプリン、ケーキにドーナツに饅頭《まんじゅう》、アイスクリームもバームクーヘンも…。
猫女 師匠、まさか食べたことあるんですかぁ?
師匠 ドキッ。そんな危険なもん、なめたこともないわっ!
(コロコローッ、コロコローッ)
↑落花生とともに後ずさりする音

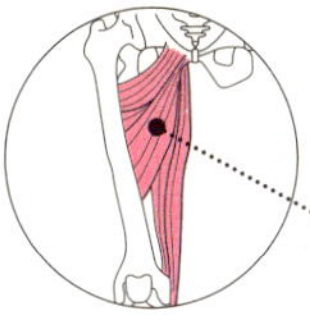

先生メモ

内転筋群《ないてんきんぐん》は、太ももの内側の筋肉で、骨盤と脚とをつなげています。内転筋群が働くと、脚が閉じられますので、身体の中心に重心を集めやすくなります。椅子に座っているときにも、膝の間がピタッと閉じやすくなります。内転筋群がうまく働かないと、股関節《こかんせつ》まわりが不安定になり、身体の歪《ゆが》みの原因にもなってしまいます。膝と膝の間が開きやすくなり、O脚を引き起こしてしまうこともあります。

寝起きポーズ⑭

ジャンプ

重力に負けない柔軟な身体をつくり、美尻と美脚を手に入れる体操

高〜いところもなんのその。『ジャンプ』したときのニョワ〜ンと伸びるしなやかな身体は、とっても美しいわよねぇ。着地もフワッと軽やかで羨ましいわぁ。猫ってね、いつもつま先立ちだからね、ほら、足音がしないでしょ。

滞空時間は長けりゃ長い方がエエぞ〜。じゃが、いきなり高く跳ぶんは反則じゃ。ゆっくり慣らし跳びを重ねてからにしてくれよぉ。おぉ、そうじゃ。足首に鈴をつけてのぉ、着地のときに音が鳴らんかったら、おぬしは猫の仲間入りじゃ。ほれっ。

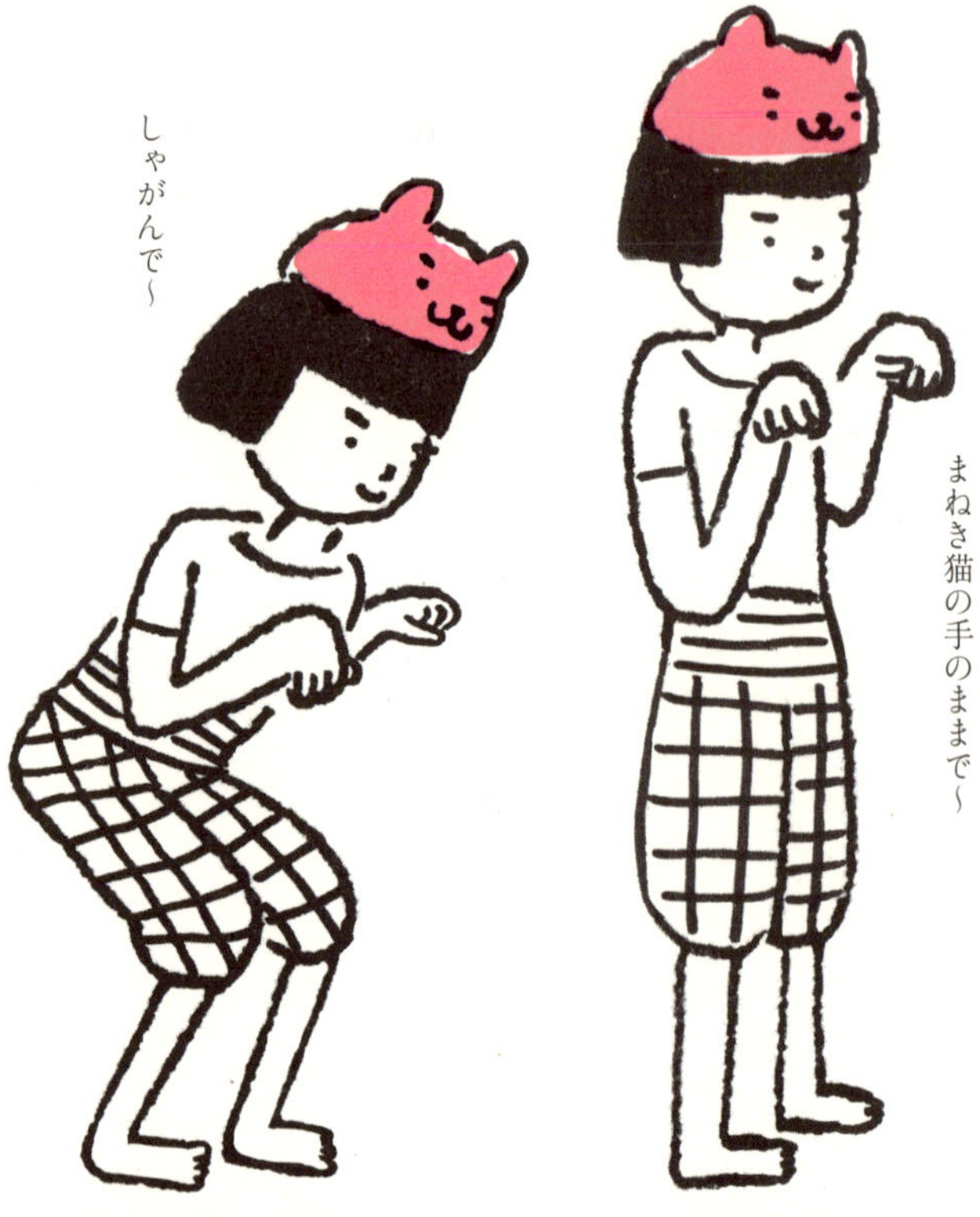
まねき猫の手のままで〜
しゃがんで〜

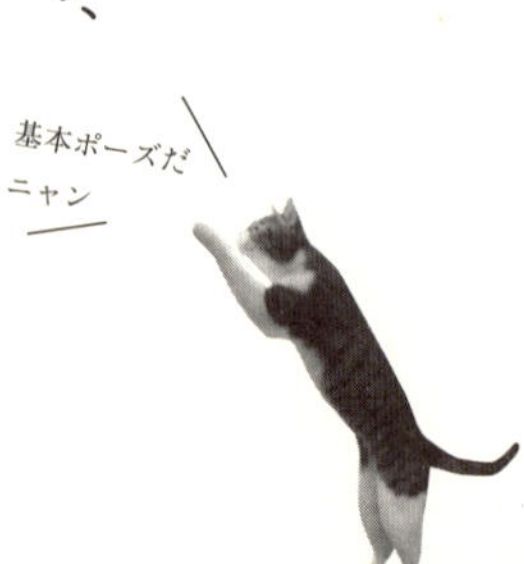
基本ポーズだニャン

師匠　おぬしの身体はゴムじゃ。バネじゃ。全身の筋肉を柔らか～く使えよぉ。

猫女　師匠は、どれくらい跳べるんですか？

師匠　若いときは、二メートル位跳んだかのぉ。最近は落ち着きが出てきたからヒョイヒョイ跳ぶ必要がなくなったんじゃよ。グッとエネルギーをためて～、おりゃっ。うん。四十センチか。まぁまぁじゃの。

猫女　師匠の場合は、おなかが重いんですよぉ。

師匠　こ、これは…、筋肉だと言うとろぉ！　ほれ、上見て目標決めて跳ばんかいっ。

猫女　ドスッ、ドスッ…。

師匠　ふぁっふぁっふぁっ。なんじゃその音は、全然なっとらんじゃないかっ。ワシは腹が出とっても、静かに着地ができるわい。

猫女　フフフッ、認めたな。

先生メモ

猫の歩き方は指行性《しこうせい》と呼ばれ、踵《かかと》をあげて指先だけを使うので、そっと歩くことができます。人間の場合は蹠行性《しょこうせい》と呼ばれ、踵を地面につける歩き方です。いきなり高くジャンプするのではなく、全身をまっすぐ伸ばすことを優先させましょう。つま先で着地するときは、足首、膝、股関節《こかんせつ》などを柔らかく使い、衝撃を分散させることがポイントです。

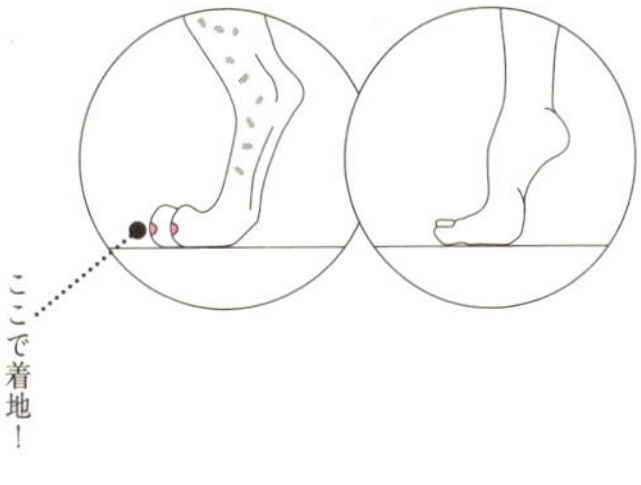

ニャニャ
ニャニャ
ジャ～ンプッ！

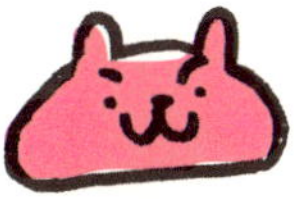

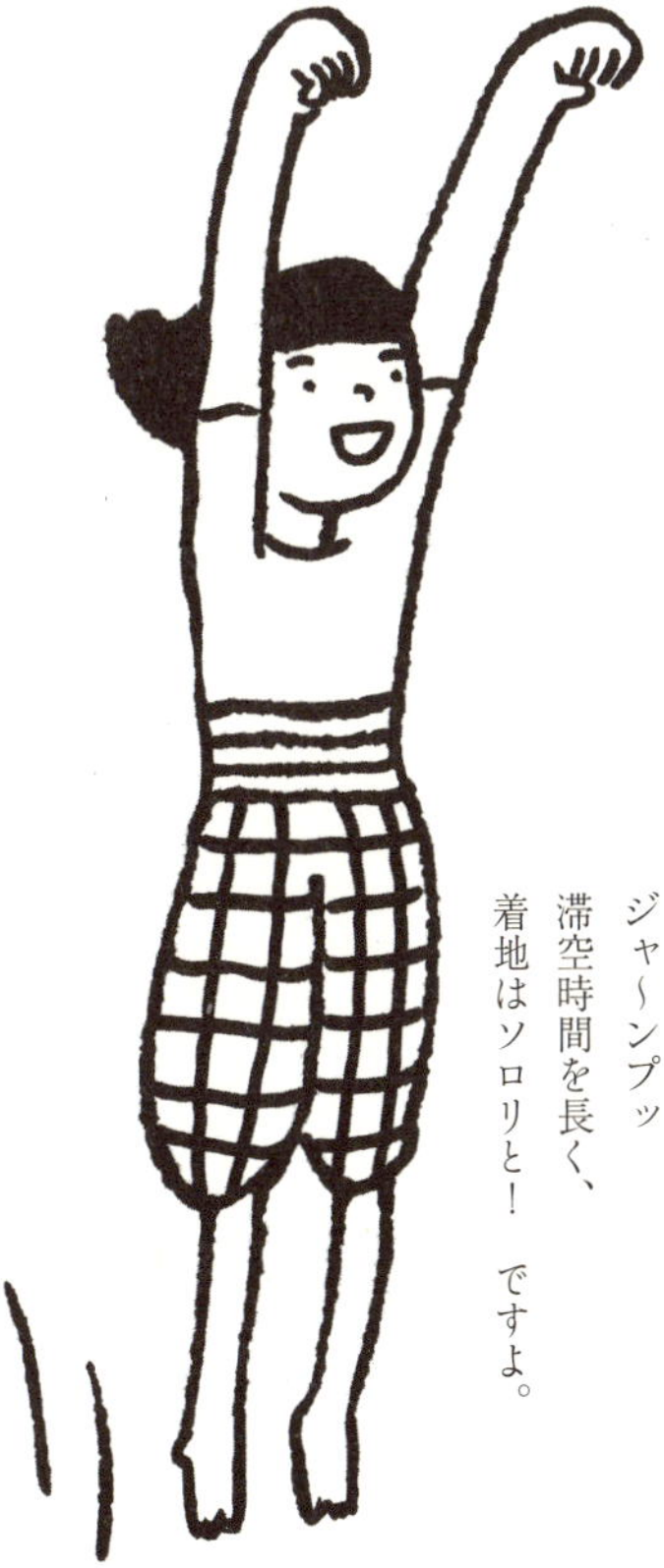

ジャ～ンプッ
滞空時間を長く、
着地はソロリと！　ですよ。

ブルブル

筋肉や関節に振動を与えて、心身ともに奮い立たせる体操

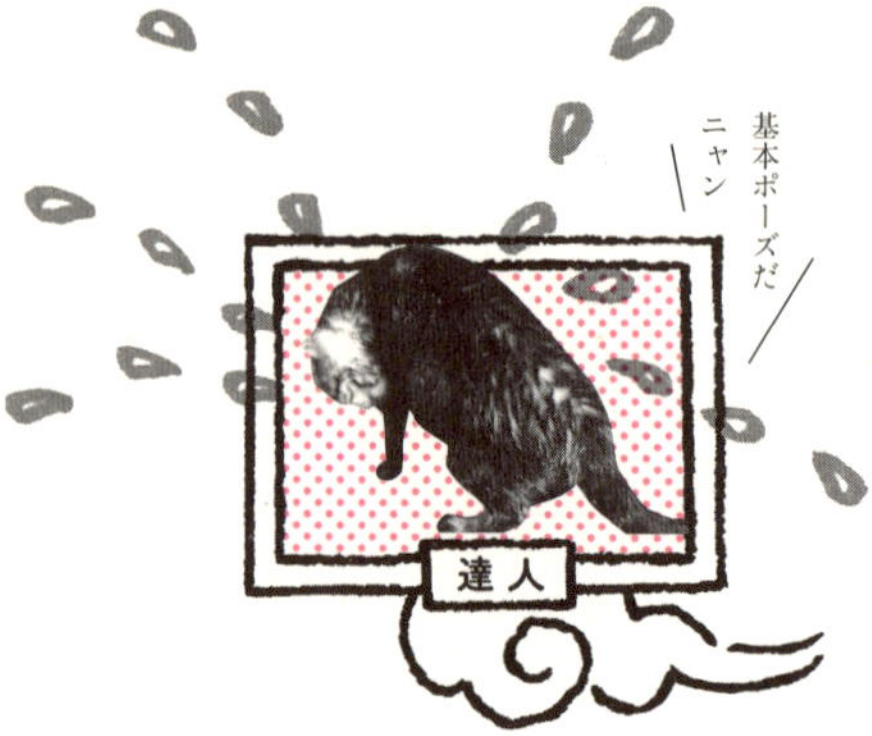
基本ポーズだニャン
達人

お風呂上がりに『ブルブル』と身体をふるわせて、しずくをこれでもかと払い飛ばしてる姿は、なんともチャーミング。ただし！　タオルで拭く前にお風呂場から抜け出して、部屋の中でこれをやられたら、もう大変。そこかしこが水浸し。気をつけよ〜ねっ。

見よ、この隙のないブルブル感！　うまいことやりよるわいっ。じゃが…、なんだか痩せっぽちになったようで健気《けなげ》じゃのぉ。おいおい、頭を振りすぎてクラクラせんように気をつけろよ。リズム良くやっとくれよ。ほれっ。

師匠　おぬし、ブルブルを説明してみぃ。
猫女　あ、えっとぉ。脚・腰・背中・胸・肩・腕・首・頭を順番に縦にブラブラしたり、横にブラブラしたり、大きく揺らしたり、同時に小刻みに揺らしたり…。
師匠　フッ。まぢめかっ。
猫女　そう言うと思ってましたよぉ〜！　それはそうと、師匠って、濡れるの嫌いなんですよねぇ。
師匠　ちょっとぐらいは平気じゃ。長い毛が水を弾《はじ》いてくれるからのぉ。内側の短い毛が濡れるのは好かん。ベタベタまとわりつくし、なかなか乾かんし、体温を奪って冷えてしまうんじゃ。肌に近いところはモフモフしとるのが気持ちエエんじゃよ。
猫女　師匠、いつになく語りますねぇ。
師匠　毛は命じゃからのぉ。汚れたり絡んだりするのはご法度じゃ。

ブルブルブルブル 目覚めよ〜 目覚めよ〜

さぁ、全身をブルブルと
ふるわせましょう。

お好きなように、はい、どうぞっ。

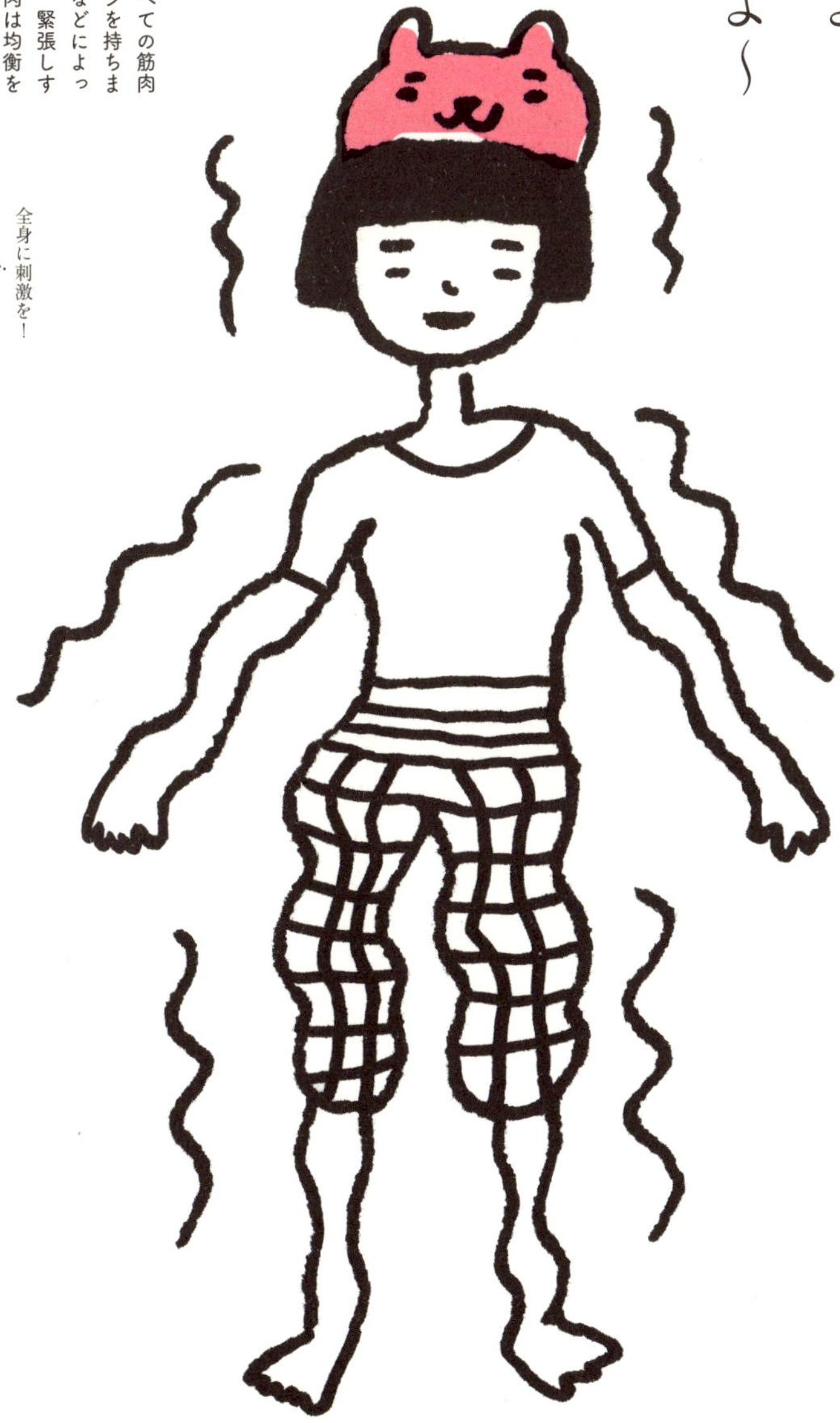

♨先生メモ

全身をふるわせながら、すべての筋肉を呼び覚ましていくイメージを持ちましょう。柔軟な筋肉や靭帯《じんたい》などによって、骨格は保たれています。緊張しすぎたり緩みすぎたりした筋肉は均衡を保てず、身体の歪《ゆが》みにつながります。血液やリンパの流れが滞り、内臓の働きや免疫機能にも影響が及んでしまいます。優しく刺激を与えて、しなやかな身体を手に入れましょう。

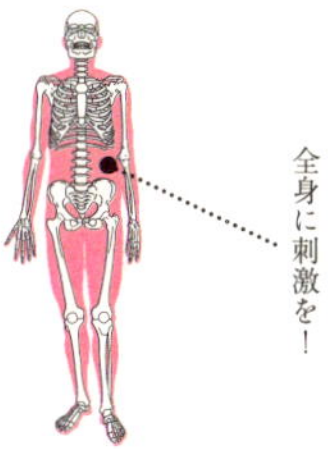

寝起きポーズ⑯

クワッ

目のまわりの筋肉をほぐして爽快に目覚める体操

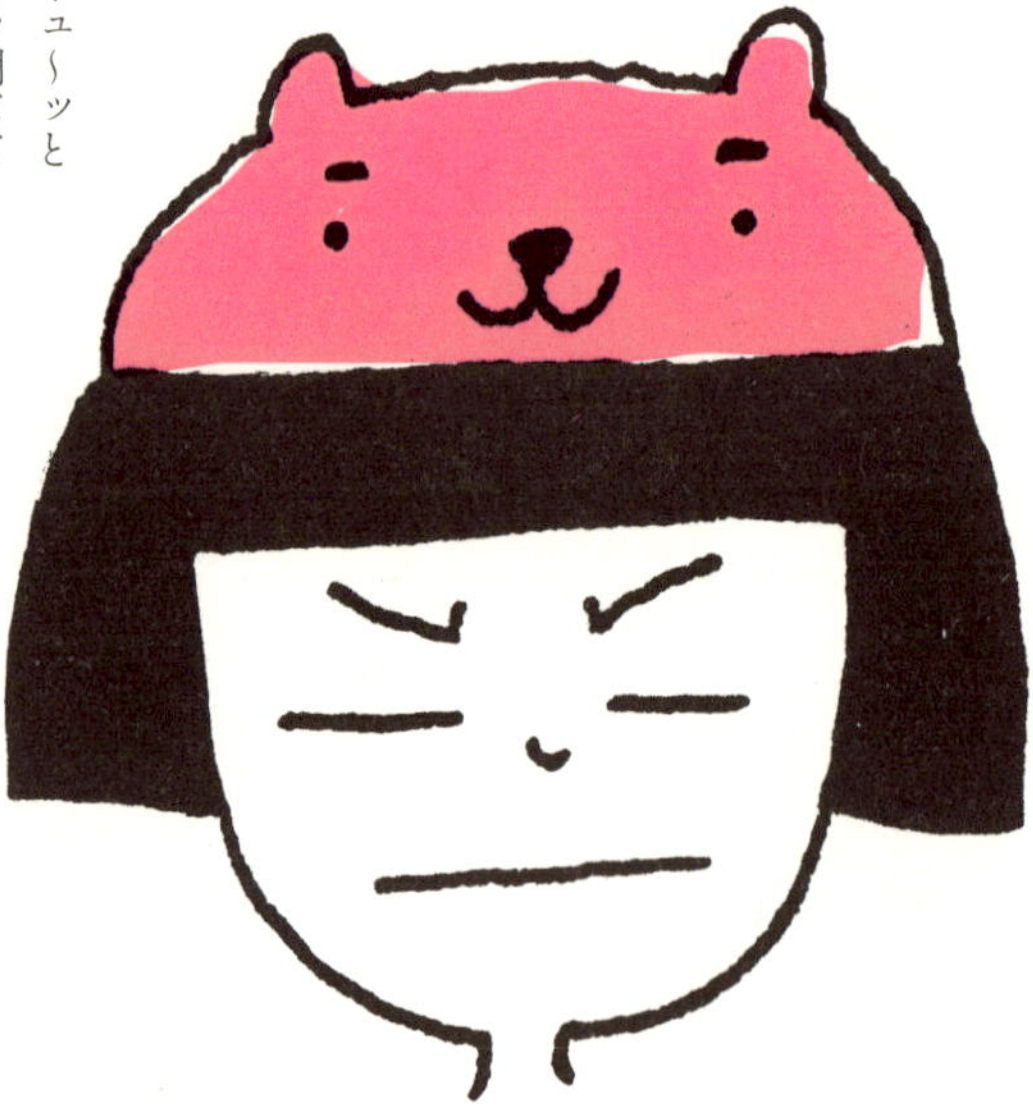
ギュ〜ッと
目を閉じて〜〜〜〜〜〜

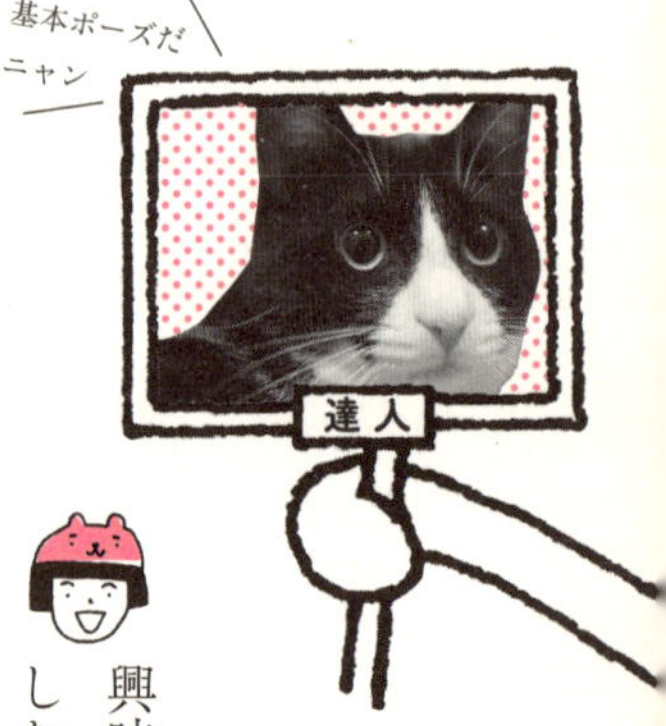
基本ポーズだニャン
達人

興味がわいたり驚いたり興奮したりすると、猫も人間も黒目が『クワッ』と大きくなるでしょ。光をいっぱい取り込んで、それが何かをしっかり見極めようとしてるのね。あ、そうだ！ 大好きな人がふいに目の前に現れたときを想像してみて。嬉《うれ》しくて「ハッ」とするでしょ。そんな気持ちでやるといいわよ。

見よ、モデル猫の黒目はクリンクリンで可愛いのぉ。おいおい、おでこにシワを寄せんようにせんと、顔がコワいぞ。笑顔でやらんかいっ。これも緊張と緩和が大切じゃ。ほれっ。

ぎゅ〜ん　ぎゅ〜ん　クワ〜〜〜ッ！

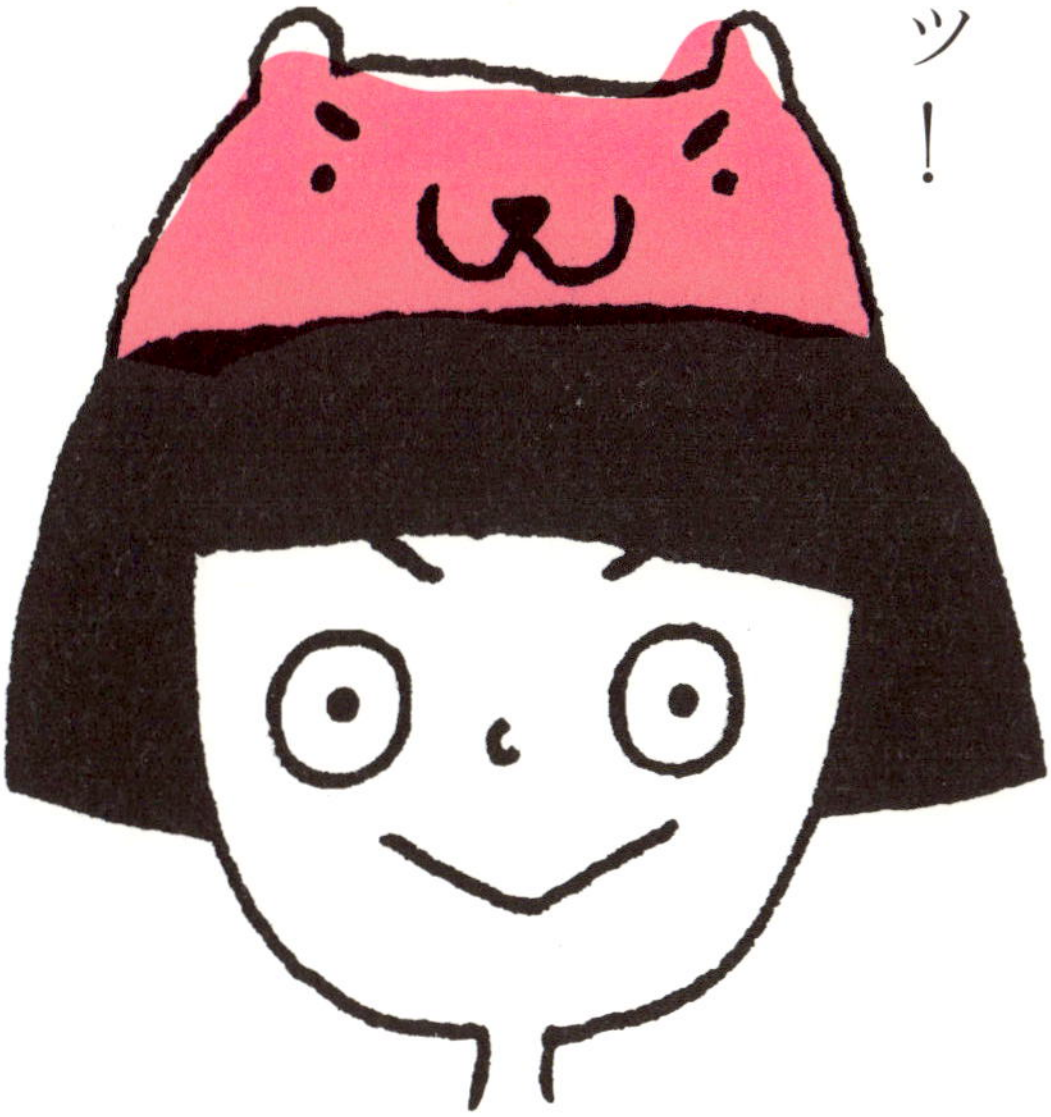

クワッと開くっ
何度か繰り返してみましょう。

師匠　言った先から、おでこにシワが寄っとるぞ。

猫女　師匠〜。私、もともとそんなに目が大きくないみたいなんですよぉ。

師匠　あれっ、なんじゃ？　五百円玉が落ちとるぞ。

猫女　えっ、どこどこ？

師匠　お〜、エエ目の開き方じゃ。

猫女　へっ、これ？　わぁ、これかぁ。閉じて〜、五百円っ。閉じて〜、五百円っ！

師匠　フッ、安い女じゃのぉ〜。五百円でエエんかいっ。ふぁっふぁっふぁっ。

猫女　ムムムムッ。あ、百円っ。

師匠　どこじゃ、どこじゃっ！

猫女　へへへッ。五百円玉の勝ちですねっ。

師匠　…まぁエエ。これで寝ぼけまなこもシャッキリじゃろ。目を優しく見開いとれば、思考もポジティブになっていくからのぉ。

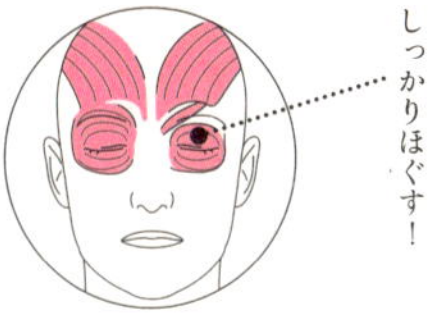

先生メモ

目のまわりの眼輪筋《がんりんきん》に刺激を与える体操です。おでこにシワを寄せてしまうと、眼輪筋ではなく、前頭筋《ぜんとうきん》を刺激することになりますので、見開きすぎないようにしましょう。パソコン作業などに夢中になって瞬きを忘れていることはありませんか？　日頃から、目をギュ〜ッと閉じてクワッと開くこの体操で、疲れ目を癒やしましょう。コンタクトレンズをしている方は、目に力を入れ過ぎないようにしましょう。

寝起きの深呼吸

心地よい呼吸を取り戻して、くつろぎの時間を過ごす体操

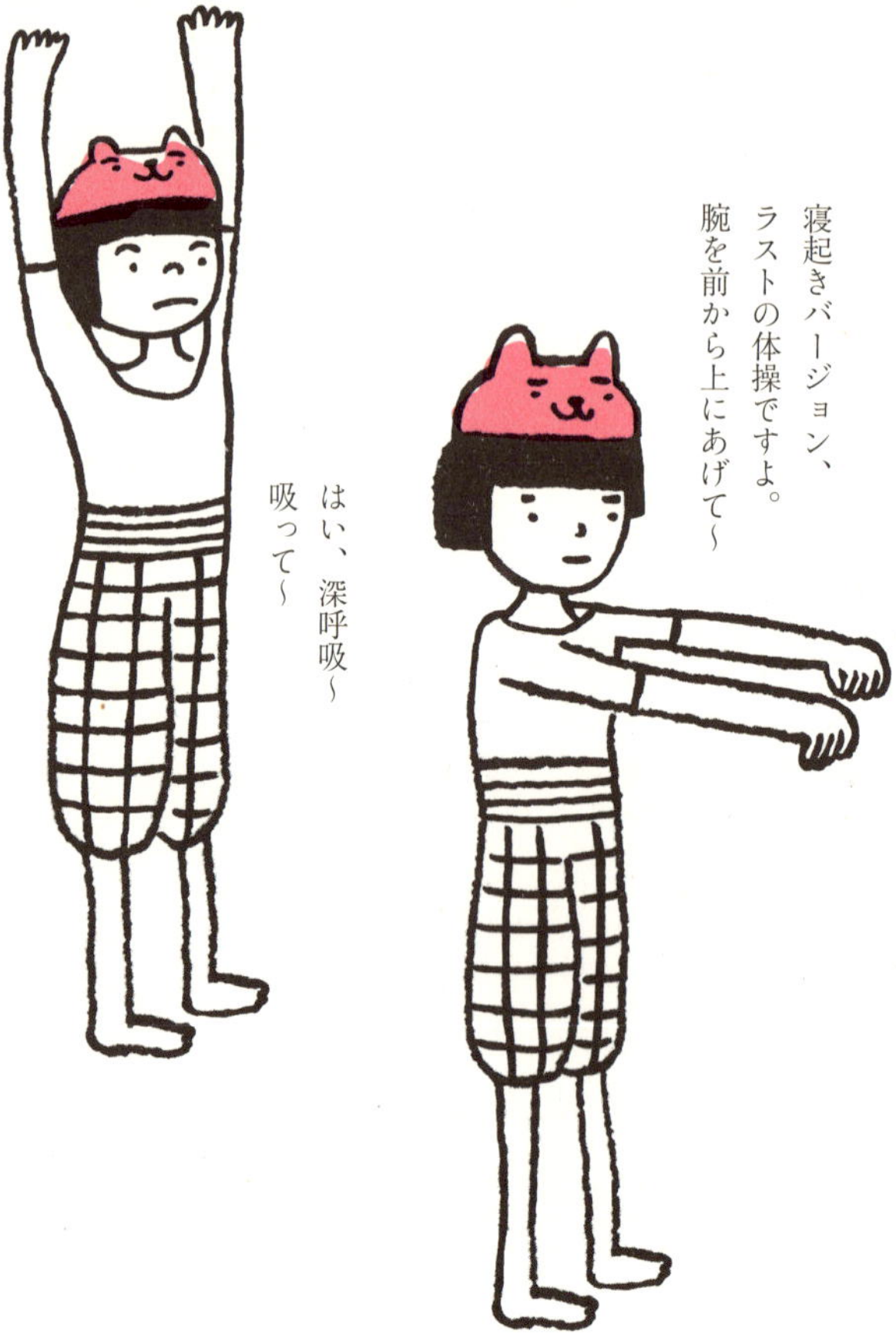
寝起きバージョン、ラストの体操ですよ。腕を前から上にあげて～
はい、深呼吸～ 吸って～

新鮮な空気をいっぱい吸って、細く長～く吐きだしていくと、とっても気持ちがいいでしょ。心を落ち着けたり、緊張をときほぐしたり、血流をうながしたりと、心身の安定には『寝起きの深呼吸』がピッタリよ。これまた、口を開けるたびにあくびをしたくなっちゃうんだけどね。

見よ、モデル猫の大地を踏みしめる力強い立派な立ち姿を！ 筋肉のしなやかさがビンビン伝わってくるじゃろぉ。究極の肉体美じゃ。おぬしもこの猫に続いてくれよのぉ。ほれっ。

吸って〜
ユルユル〜
吐いて〜
ウニャ〜

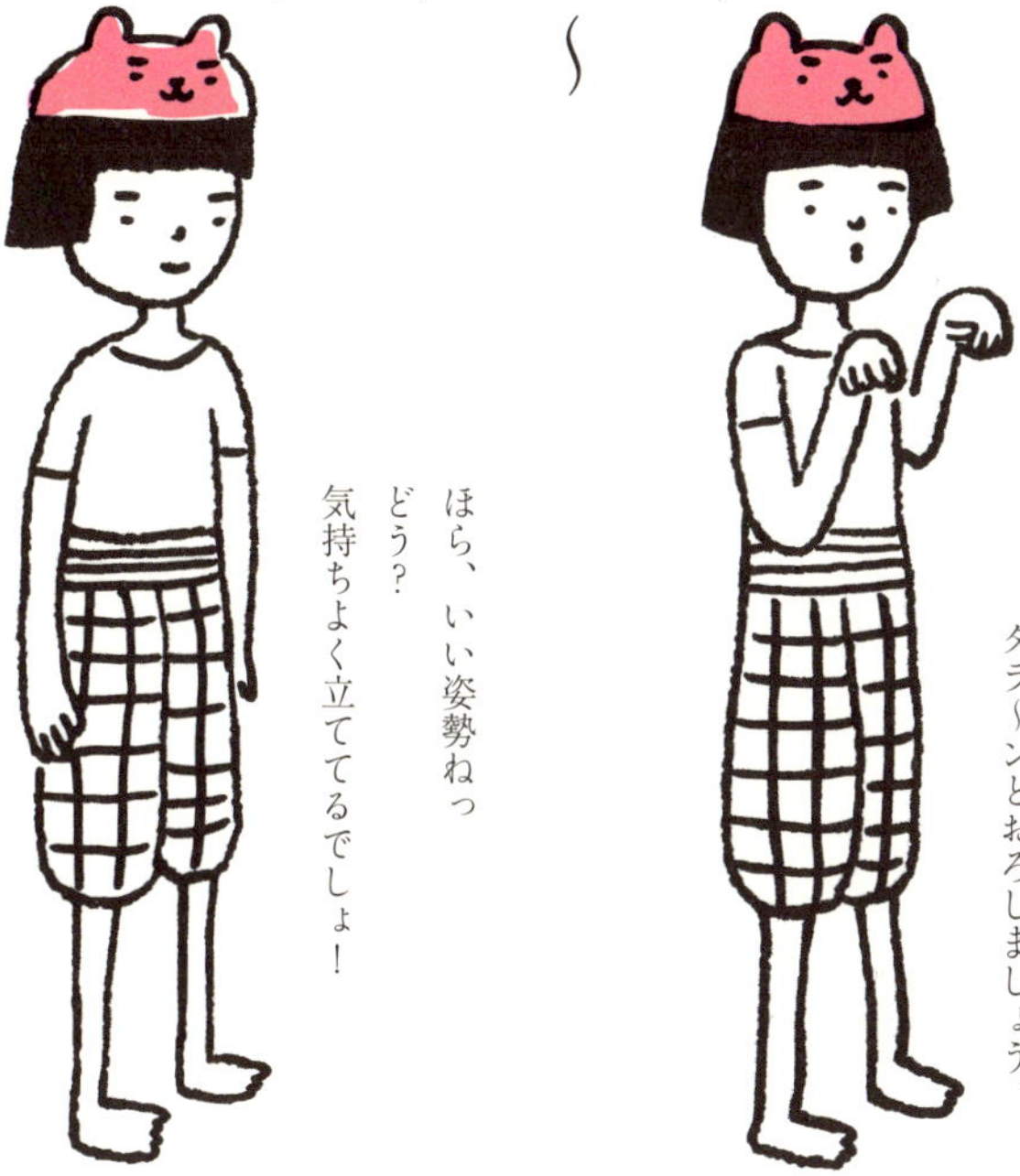

吐いて〜
肘を前に折り曲げながら
ダラ〜ンとおろしましょう。

ほら、いい姿勢ねっ
どう？
気持ちよく立ててるでしょ！

師匠　あげた腕をおろすときは、肩の力をフッと抜けば自然に肘もまがるじゃろぉ。その感じを味わっとくれよ。

猫女　はいっ。まだまだ余計なところに力が入っちゃうんですけど、でも、脱力するのが気持ちいいって思えるようになってきましたぁ。

師匠　相変わらず、まぢめかっ。

猫女　素直なだけですっ！

師匠　ふぉっふぉっふぉっ。エエ心がけじゃ。素直が一番じゃ。

猫女　あれ、褒めてくれたのぉ！きゃ〜っ、師匠、だぁ〜い好きっ。よしっ、朝の「ゆるゆるネコ体操」完了。今日もニコニコ元気に行ってきま〜すっ。

師匠　さてと、ワシも仕事じゃ。次のひと眠りじゃ。イメトレするのも楽じゃないのぉ。それじゃあ、また夜にのぉ〜。

（コロッコロッコロッコロッ）↑落花生を寝床まで転がす音

♨先生メモ

深呼吸をしたあとの姿勢を味わってみましょう。無理なく背筋がのびて胸が張れていると思います。一日の中で、この姿勢でいる時間を少しずつ増やしましょう。姿勢の良さは、肩こり解消や疲労回復につながりますよ。座ったままでもできますので、上に伸びながら骨盤をまっすぐに立てて行いましょう。腰を反りすぎないように気をつけてくださいね。

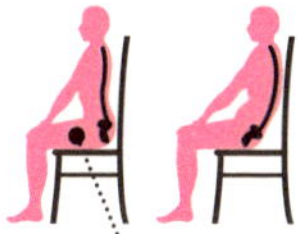

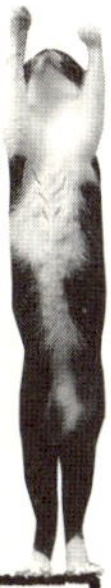

基本ポーズだニャン

達人

猫女《ねこじょ》が出会った思い出　其の夜

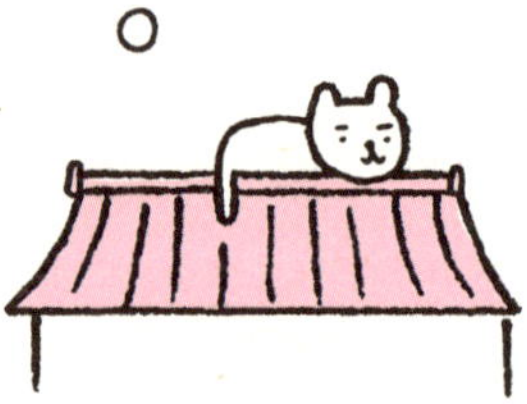

『好きな瞬間』

一緒に寝るときにね、チョコンッと触れてるのってどう思う？　私はこのチョコンッと触れてる感じがたまらなく好きなの。ぎゅ～っと抱きしめて寝たくなるときもあるんだけど、それってあんまり長続きしないの。体重をかけない方がいいかなとか、今動かさない方がいいかなっていろいろ気になってこっちが寝られなくなるし、逆にちょっと動いちゃってせっかく寝てるところを起こしちゃうこともある。

でも、このチョコンッていうのは、気を遣わないし、動いてもお互いに邪魔にならないから心地いい距離感なの。ふんわりとネコちゃんの体温が伝わってきてあったかいし、やわらかくて気持ちいいし、なにより、一緒にいるのを実感できる。

あとね、そうしてると、たまにサワサワと頭を撫《な》でてくれるの。これもとっても幸せ。毛に触れてると仲間だと思って安心するのかねぇ。夢を見ながら、お母ちゃんのこと思ってるのかしらねぇ。って、想像が膨らんでまた楽しい。ナデナデされるのは、人間もネコちゃんもほんわかした気持ちになれるものだね。

夜のダラダラ体操

おやすみポーズ

これで、
おやすみ～

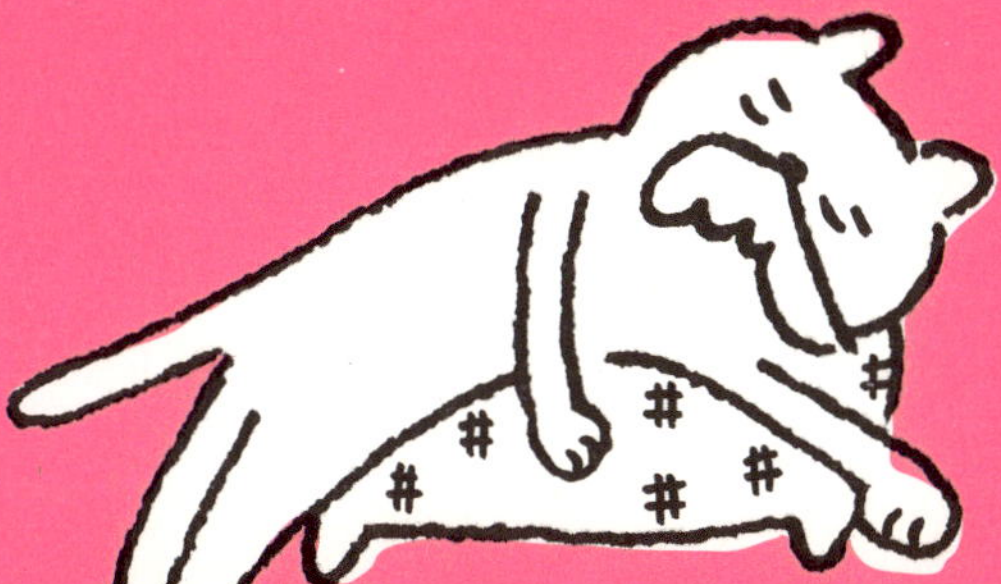

セクシー

循環をうながして、翌日に疲れを残さない体操

ニュ〜ッと
のばして
セクシーだ
ニャ〜ンッ

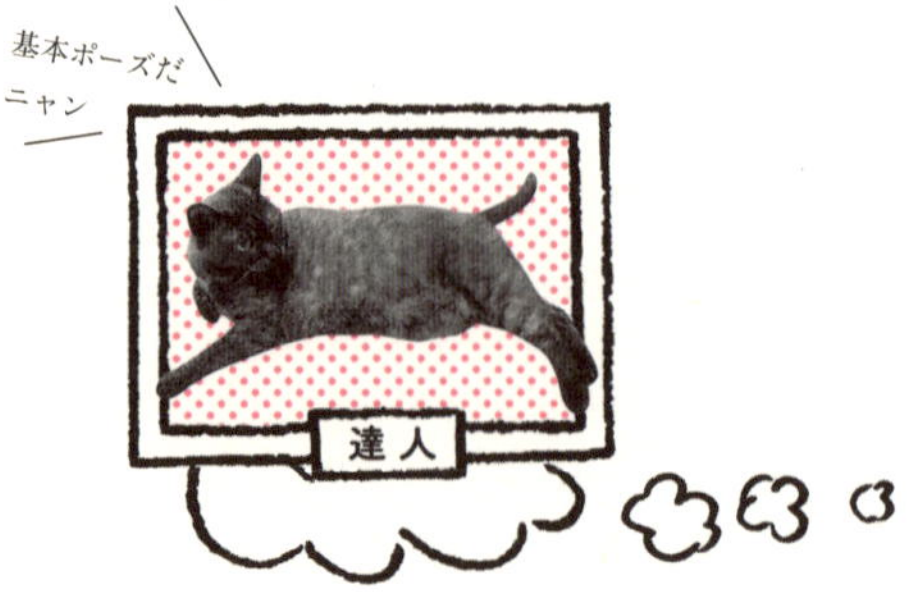

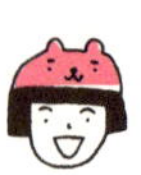

お帰りなさぁい。今日も一日お疲れさまでした。モゾモゾと寝床に入ったら、ダラダラとおやすみの体操をしちゃいましょう。まずは、ちょっと艶っぽい『セクシー』な角度をみつけてね。使い果たしたしなやかさと色香を取り戻すのよっ。あら、あなた、男の子？ うふふ、男子にも色気は必要よ。

ワシは今も昔もこんなにセクシーじゃ。歳なんか関係ないじゃろぉ。気持ちが大事なんじゃよ。写真うつりも良くなるからのぉ、しっかりねじっとくれよ。ほれっ。

アハンッ、
今日も一日疲れたわ〜
ってな感じで、
憂いたっぷり
身体をねじってみましょう。

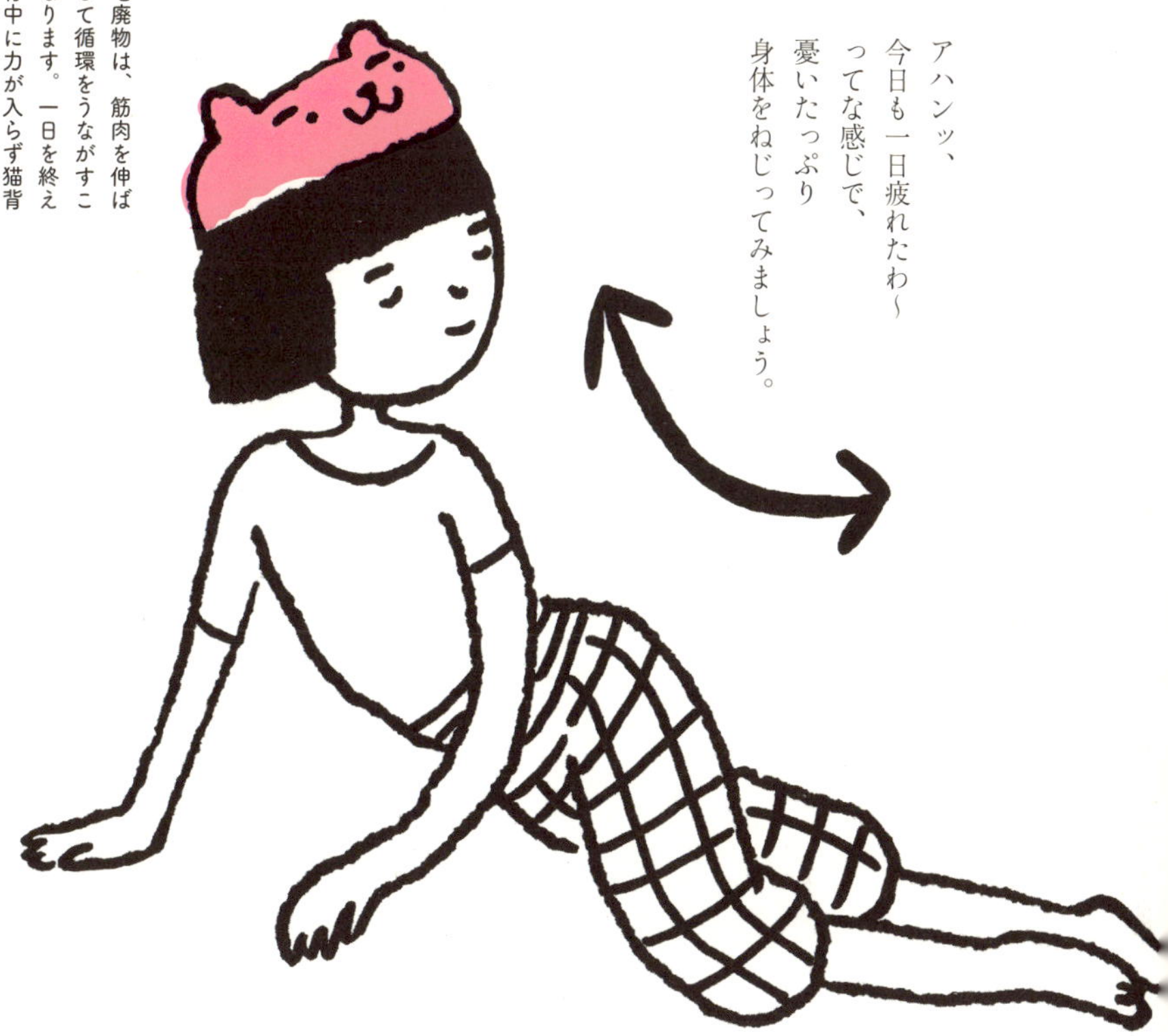

♨先生メモ

身体にたまった老廃物は、筋肉を伸ばしたり縮めたりして循環をうながすことで流れやすくなります。一日を終えると、おなかや背中に力が入らず猫背になってしまうことはありませんか？凝り固まった筋肉を優しく動かして、刺激を与え、明日の快適な目覚めにつなげましょう。呼吸をとめないようにして、身体が動きたがっている方向へダラダラとうながしましょう。

師匠 今日も頑張ったようじゃのぉ、お疲れさん、お疲れさん。

猫女 あぁ〜、このねじる感じが背中にも腰にもおなかにもくるのよねぇ〜。気持ちいいわぁ〜。

師匠 エエ感じでダラダラしておるのぉ。身体の声を聴いて、身体が望むようにやったらエエ。

猫女 感情のおもむくままに、煙をくゆらせるように身体を動かすこの時間が好きなんですよぉ。

師匠 エエことじゃ。まったりした空間は、おぬしの寝床を包むからのぉ。

猫女 わっ、師匠、なんだか詩的で素敵っ。…プププッ。してきですてき。プププッ。うま〜いっ。

師匠 おぬし、脳みそも相当疲れとるんじゃのぉ…。

猫女 えっ、何か言いましたぁ？

師匠 いやいや、ぐっすり眠る準備体操じゃからのぉ。ほんわかとした時間を過ごしておくれ。

きれいキレイ

脚の付け根を動かして
凝り固まった筋肉をほぐし、
柔軟性を高める体操

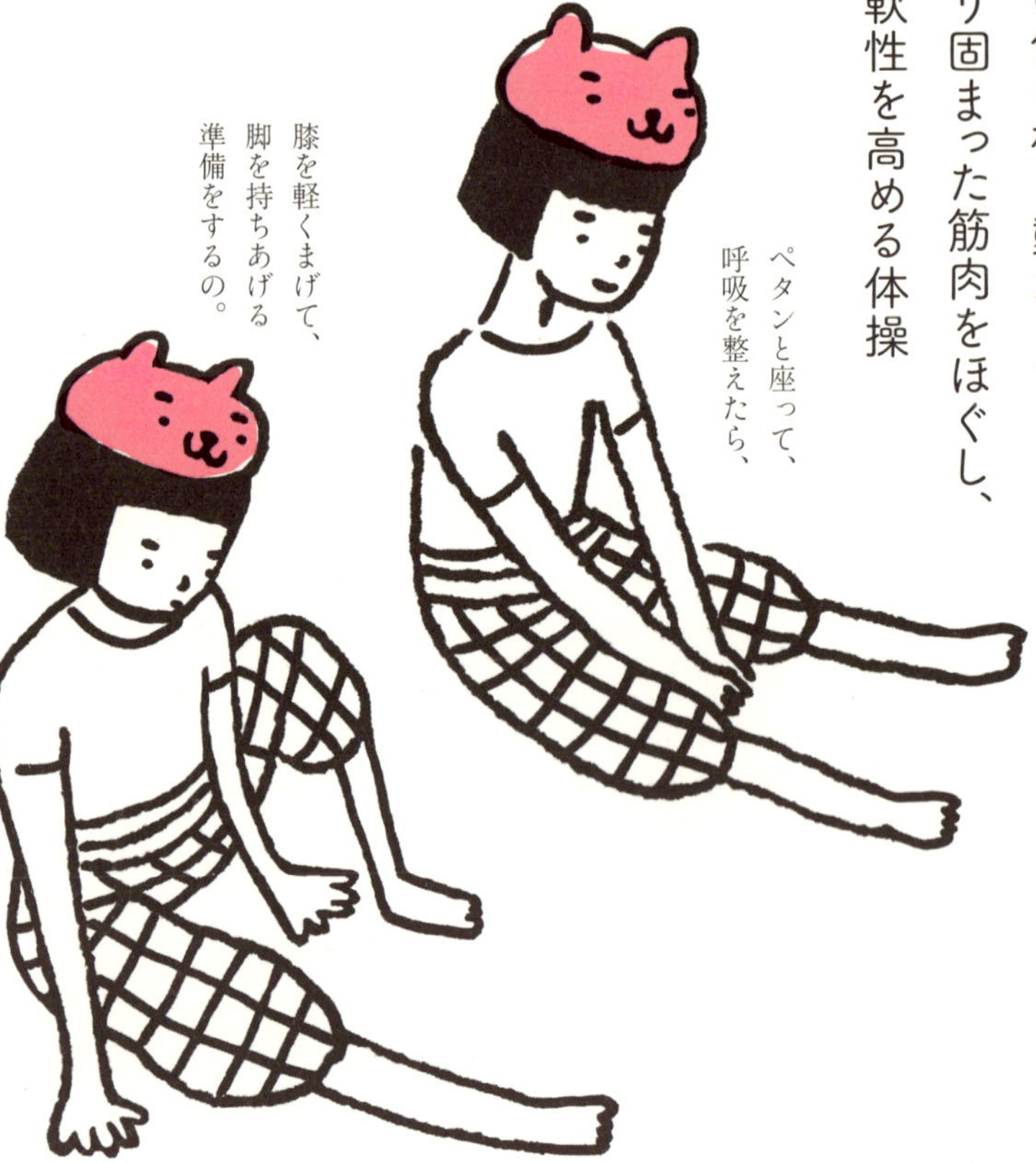

ペタンと座って、呼吸を整えたら、

膝を軽くまげて、脚を持ちあげる準備をするの。

ピンッと脚を伸ばして、おしりを『きれいキレイ』になめるポーズは芸術的で美しいわよねぇ。私の身体はこんなに柔らかくないんだけど、きれい好きなところは似てるから、師匠がいつも言ってるように、イメージを大切にしてやってるのよ。

柔軟性いうんは、一日で身につくわけじゃないからのぉ。見てみぃ、毎日コツコツと美しさを求めて脚をあげ続けるからこそ、少しずつ身体に変化がうまれてくるんじゃ。呼吸を止めずに、うまく合わせながらやっとくれよ。ほれっ。

アン ドゥ トロワッ きれいキレイだ ニャ

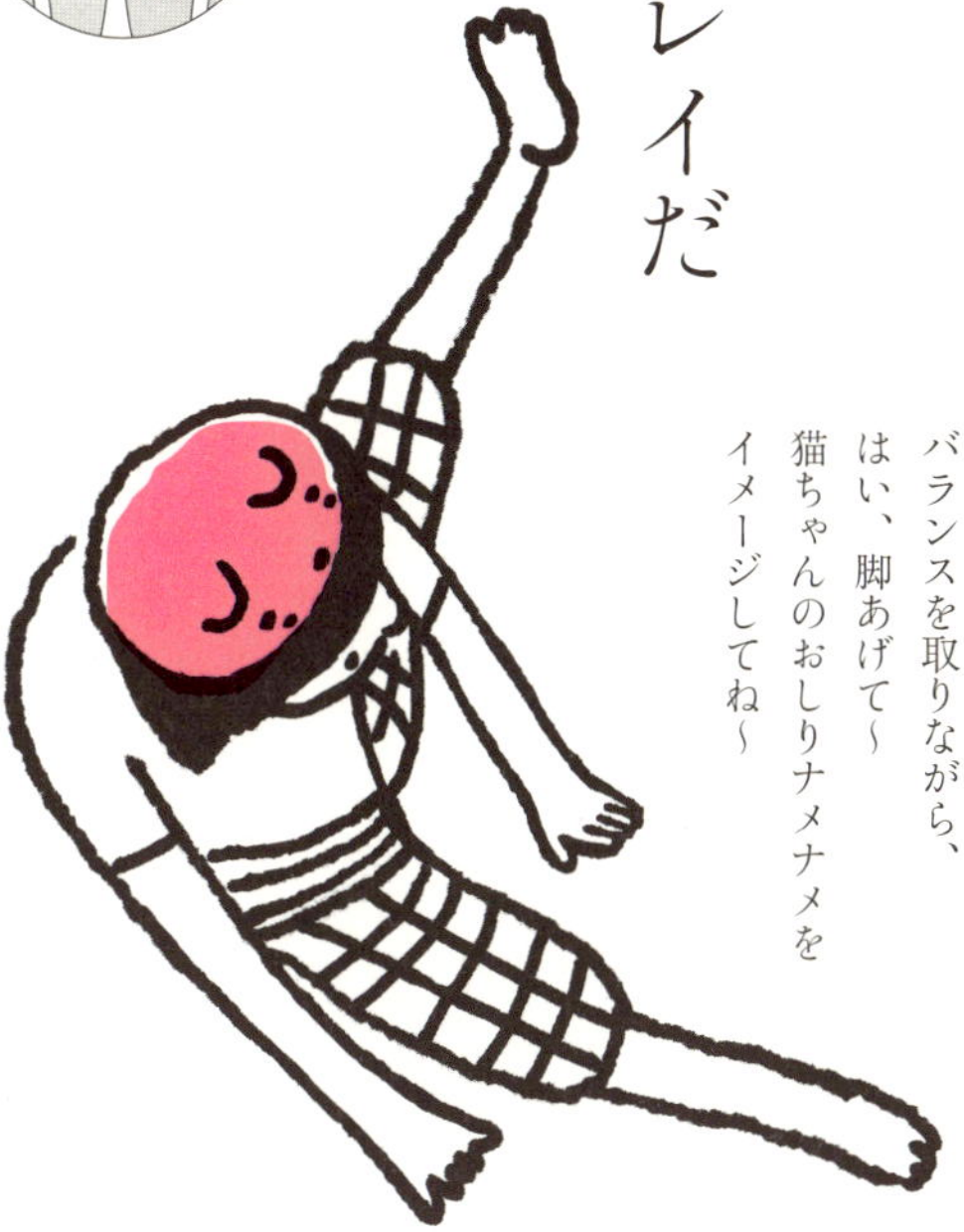

両手で身体を支えて
バランスを取りながら、
はい、脚あげて〜
猫ちゃんのおしりナメナメを
イメージしてね〜

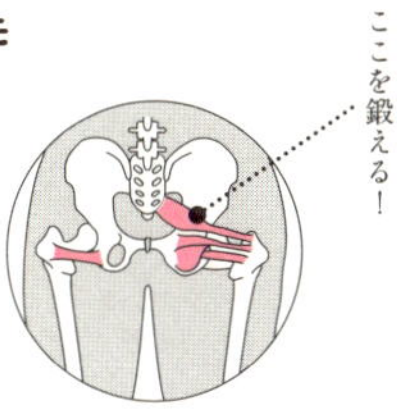

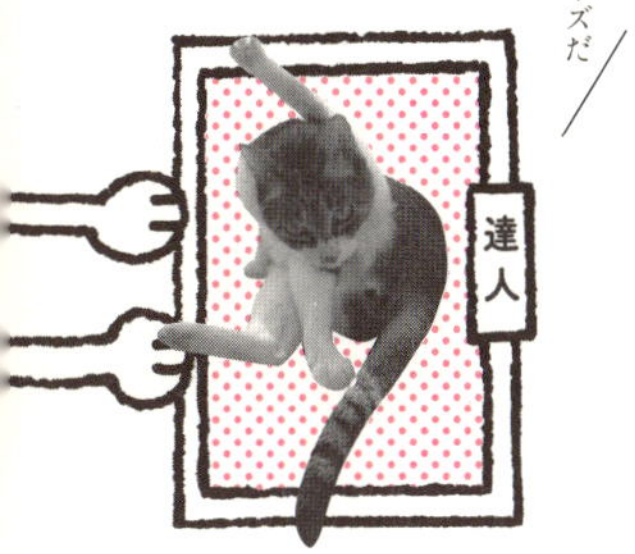

猫女　脚なんて絶対にあげられないって思ってたけど、少しずつコツがつかめてきましたよ。

師匠　ほぉ、そうかい。

猫女　しかも、おなかのタプタプしたのが減っていくような感じがして、ちょっと嬉《うれ》しいです。

師匠　筋肉の使い方がうまくなって余計な力が抜けてきたんかのぉ。身体と上手に対話ができとる証拠じゃ。

猫女　師匠のおかげですっ。

師匠　褒められると夢見がエエからのぉ。もっと褒めとくれ。

猫女　よっ、師匠、男前っ。よっ、ニッポンイチッ。

師匠　ふぁっふぁっふぁっ。こりゃあ、ありがたいのぉ。おぬしもようやっとるぞ。えらいえらい。おぬしはキレイ好きな、いい子じゃのぉ。

猫女　ん？　師匠、暗示にかけようとしてます？　掃除しろって！

先生メモ

おしりの外旋筋群《がいせんきんぐん》は、脚を外向きに回す筋肉です。この筋肉が鍛えられると、キュッと引き締まったおしりになります。大腰筋《だいようきん》や腸骨筋《ちょうこつきん》といったインナーマッスルは、背骨、骨盤、脚についていますので、この筋肉が鍛えられると脚がスッとあがるようになります。あげた脚は、バタンと一気におろすのではなく、呼吸をしながらゆっくりと戻すことがポイントです。

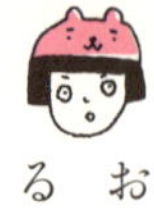

おしりをフリフリしてるときって、可愛くおねだりしてるようにも見えるんだけど、獲物を狙って飛びかかろうとしてるときかもしれないよ。腰に疲れがたまってたら力を発揮できないでしょ。いつでも『ハンター』として狩りができるように、本能をひそやかに活性化させましょうね。

リズミカルにやっとくれ。プリッとしたおしりは、これまた惚《ほ》れ惚《ぼ》れするのぉ。この目つきもエエのぉ。インナーマッスルの声に耳を傾けとる証拠じゃ。ジワリジワリと探ったらエエ。ほれっ。

おやすみポーズ③

ハンター

しなやかな腰つきを
手に入れる体操

丸まった『香箱座り』から、おしりを浮かせて、無限大（∞）の尻文字を書いちゃおう。

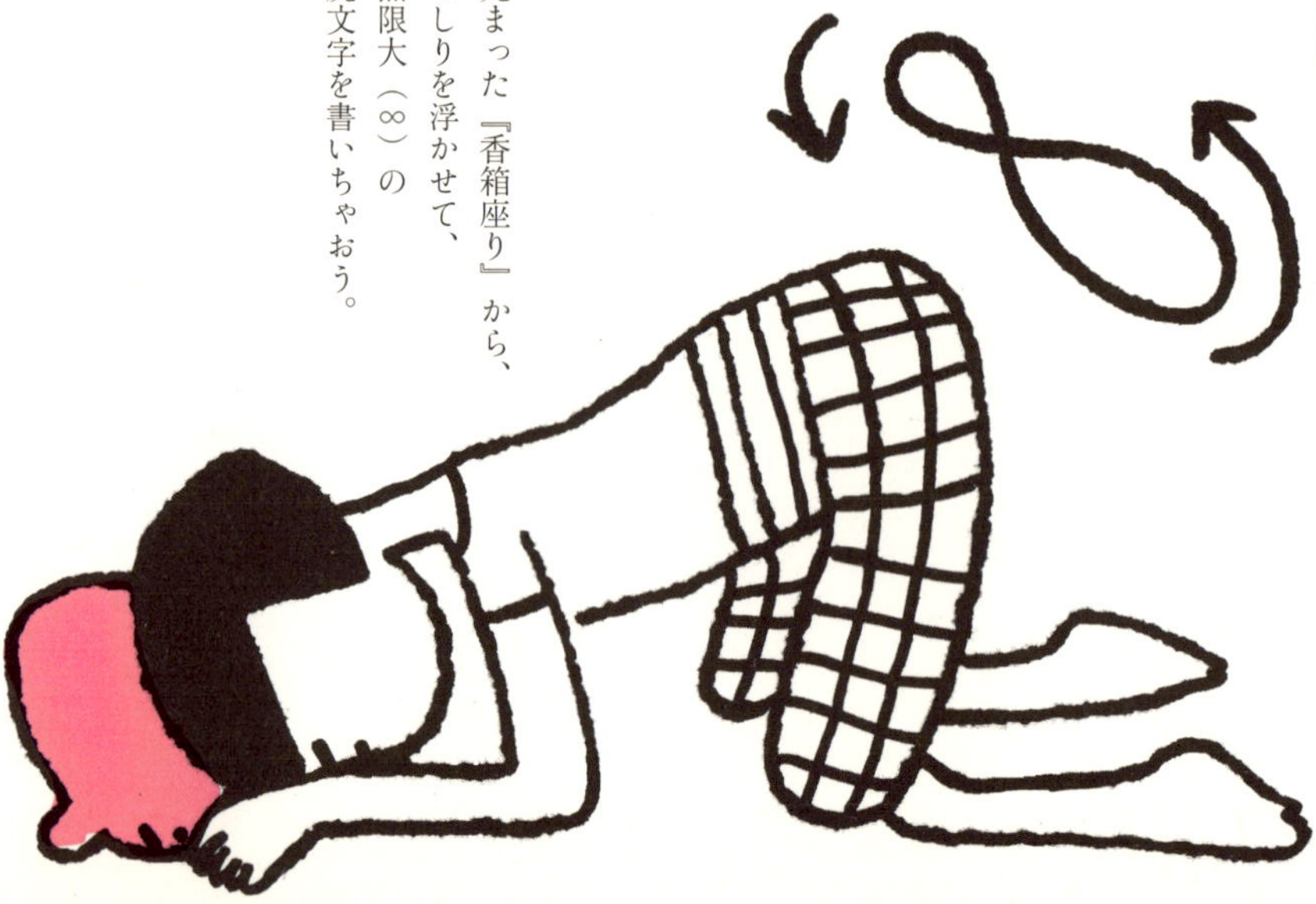

師匠　首や肩の力が上手に抜けとるのぉ。腕、おでこ、膝下で支える三点のバランスもエエぞ。

猫女　でも、師匠。無限大の文字をおしりでなめらかに描くにはどうしたらいいんですかぁ。

師匠　シッポをピンッと立てて大きくリズミカルに振るんじゃ。

猫女　ヘッ？　シッポなんかないですよぉ。

師匠　おぬしにもシッポの名残があるじゃろう。尾骨《びこつ》の先がビョ～ンッと伸びるイメージじゃよ。

猫女　わぁ、ダンスを踊ってるみたいな気分になってきましたよ。

師匠　これこれ、ゆっくり振らんかいっ。パンパンと激しいのは怒っとるみたいで怖いわっ。

猫女　師匠には、私のシッポが見えるんですか？

師匠　見えないものを見ようとする気持ちが大切じゃろ。ふぁっふぁっふぁっ。

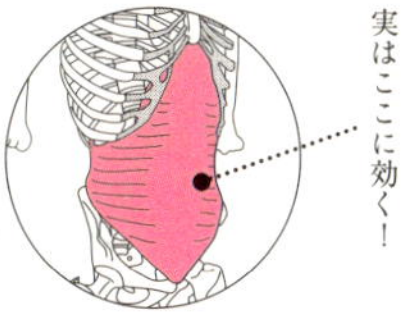

先生メモ

おしりをいろいろな方向へ動かすことで、腹横筋《ふくおうきん》、内腹斜筋《ないふくしゃきん》、外腹斜筋《がいふくしゃきん》、腹直筋《ふくちょくきん》、大腰筋《だいようきん》、腸骨筋《ちょうこつきん》、腰方形筋《ようほうけいきん》など腰やおなかの筋肉に働きかけることができます。とくに腹横筋は、おなかまわりの横向きの筋肉で、おなかを凹ませるときに働きます。腰まわりの太いベルトのような役割をしてくれます。ゆっくりジワジワと、さまざまな筋肉に刺激が与えられているのを感じてみましょう。

おしりをフリフリ腰をユラユラ

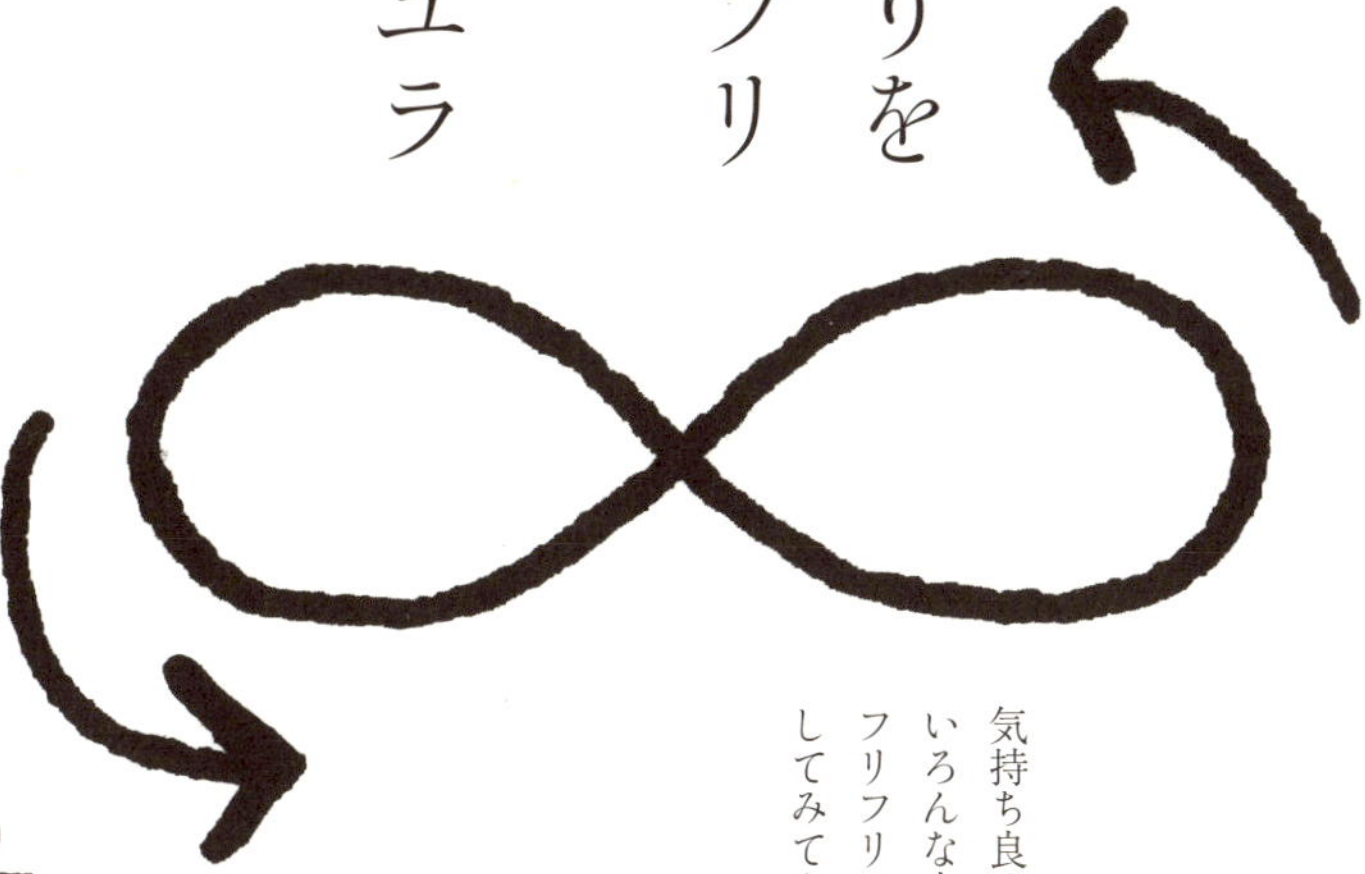

気持ち良～くなったら、いろんな方向にフリフリしてみてもいいかも。

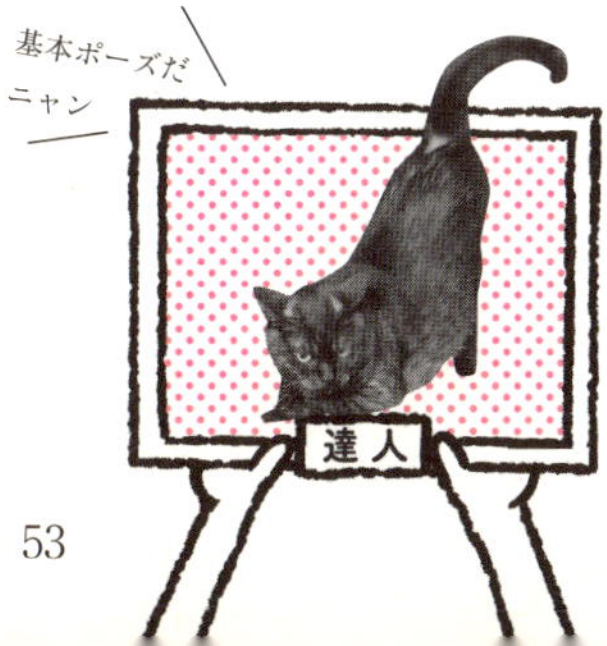

おやすみポーズ④

百面相

表情筋をほぐして頭をスッキリさせる体操

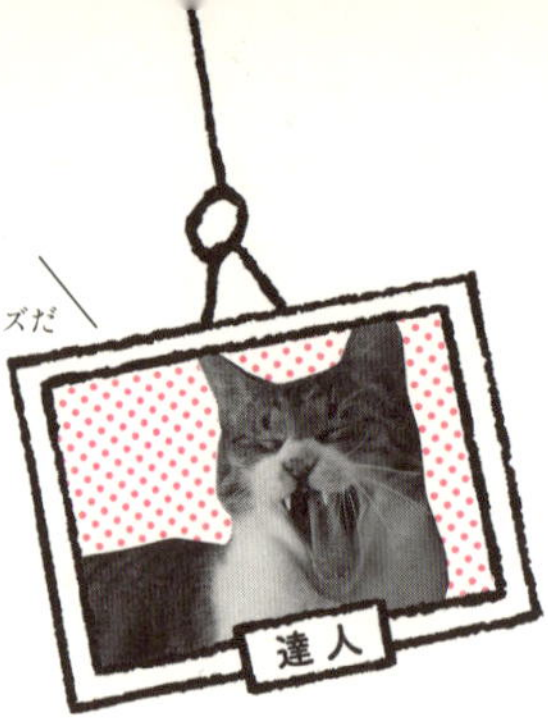

変顔です。
とにかく変顔です。
今日あったいろんな出来事を、
顔で表現するのよ～

本当は、べ～ッて
したかったのに。
本当はデレ～ッて
したかったのに。
本当はブヒ～ッて
したかったのに……

そんな感情を
すべて吐き出しましょう。

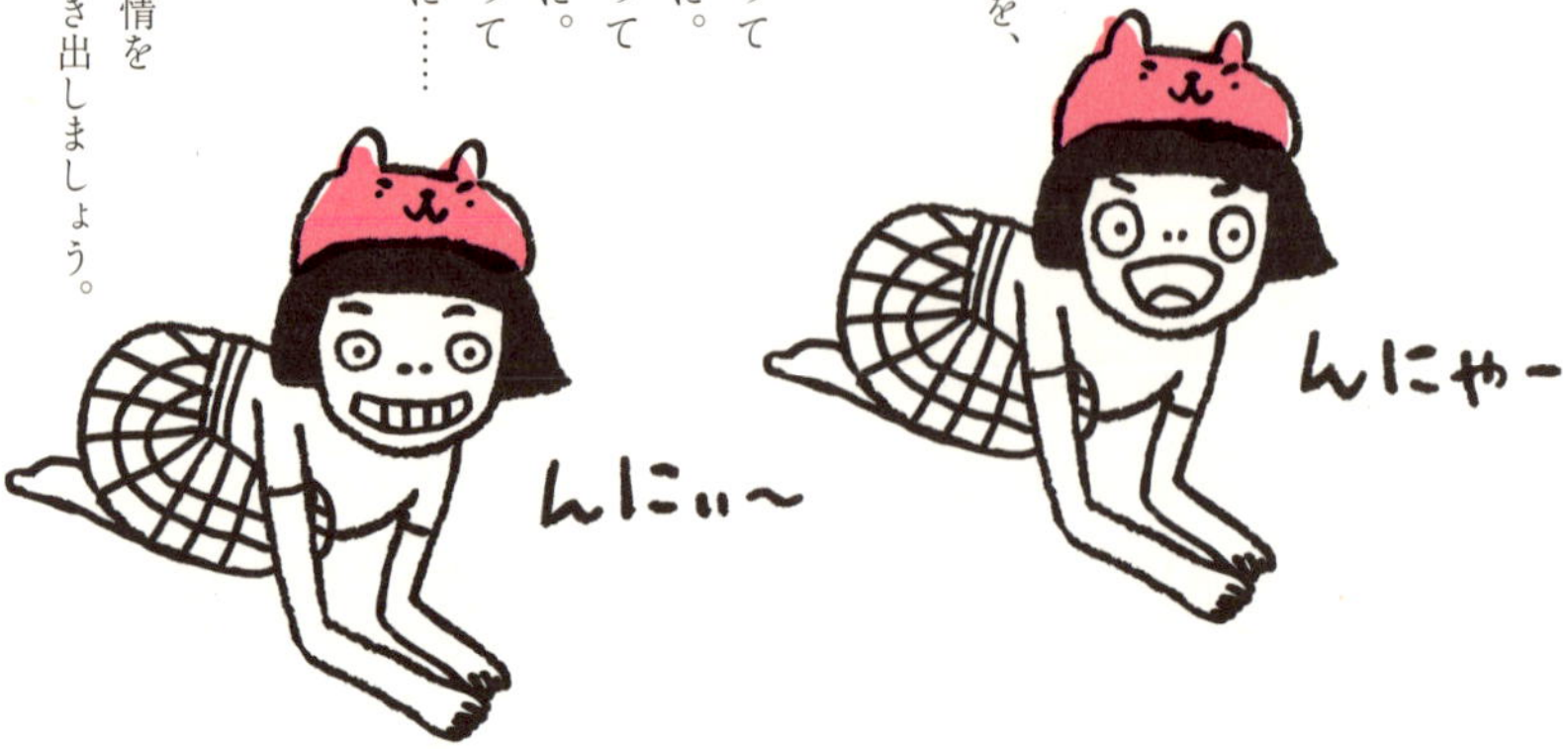

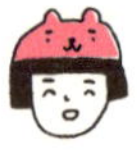

一日の中で、猫も人間もいろんな表情をしてるでしょ。おしゃべりしたり食べたり笑ったりしてるときも、パソコンとにらめっこしてるときも顔の筋肉をたくさん使ってるのよ。さぁ『百面相』で、自分でも笑っちゃうくらいのとびっきり楽しい変顔を見せてね。

表情が豊かだと「愛され度」がアップするんじゃよ。モデル猫を見てみぃ。恥ずかしがっとる場合じゃないぞぉ。やったもん勝ち、笑わせたもん勝ちじゃ。まずは己が楽しめよ。ほれっ。

んにゃ〜
んにぃ〜
んにゅ〜
んにぇ〜
んにょ〜〜〜!

「別に……」なんにもなかった日は……

とりあえず、
にゃ〜、にぃ〜、
にゅ〜、にぇ〜、
にょ〜! って
オーバーにやってみると
いいよ。

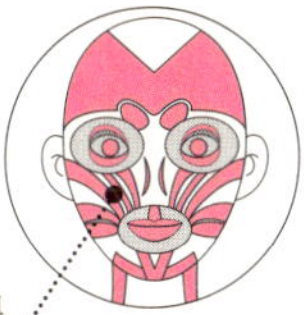

♨先生メモ

今日は何種類の笑う顔をしましたか? 口をあけて大笑い、口を閉じたままの微笑み、苦笑い、作り笑いなど、さまざまな笑い方をしているはずです。実は、それぞれ動く筋肉が異なります。いくつもの細かい筋肉の組み合わせで表情を作っているのです。筋肉が動けば老廃物がたまり、シワやたるみの原因になります。百面相で血行を促進し、疲れも老廃物も流して、心も顔もスッキリさせましょう。

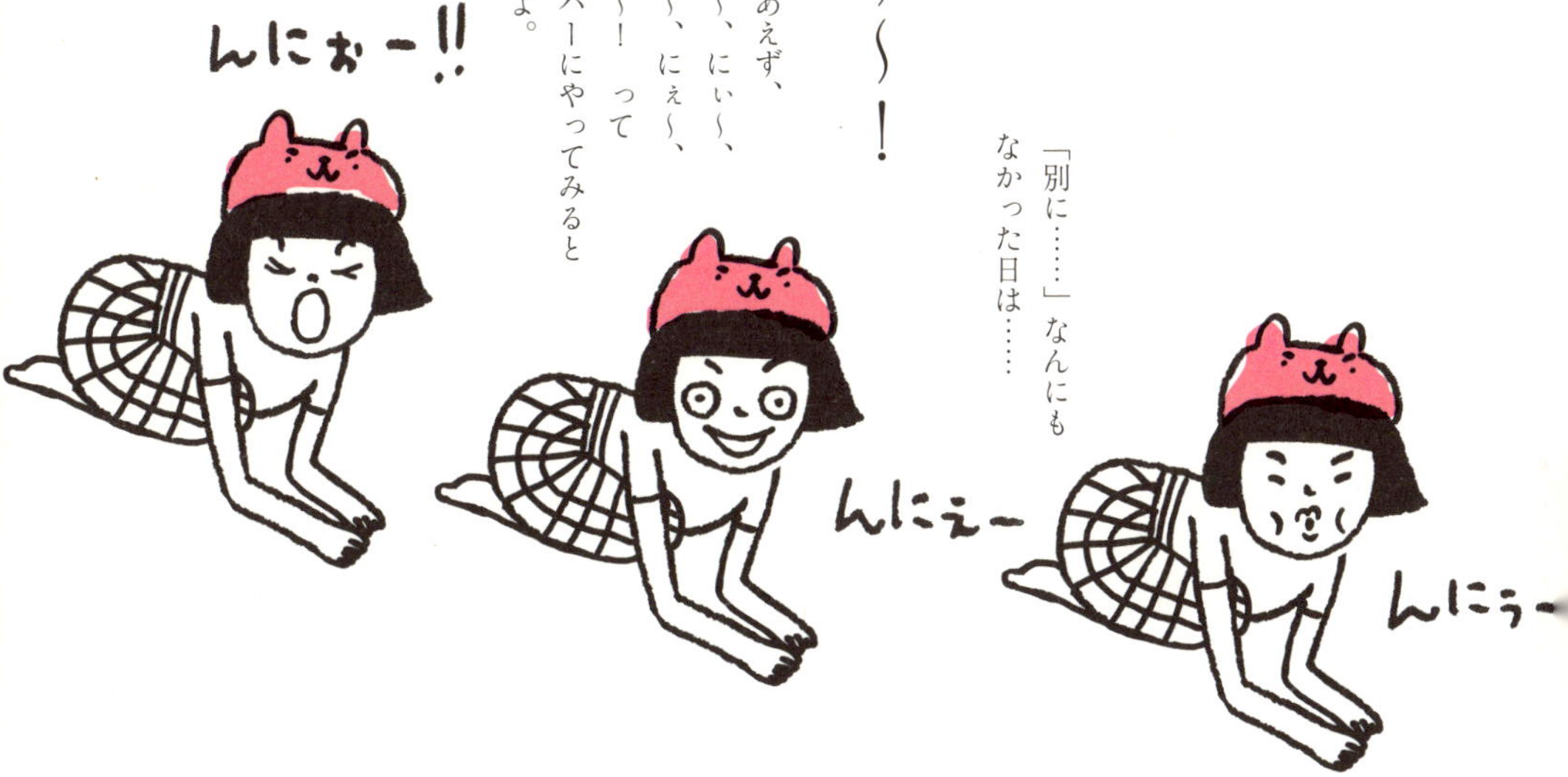

師匠 ワシらは、シッポでも顔でも感情表現するんじゃよ。

猫女 変顔しろって言われても、照れちゃいますねぇ。

師匠 にらめっこしたことあるじゃろ〜。思い出してみぃ。いかに相手を笑わせるかがポイントじゃろ。

猫女 でもぉ、今日、ちょっとイヤなこともあったし…笑わせるだなんて…。

師匠 ふぁっふぁっふぁっ。そのイヤなことこそ、変顔にはもってこいの話題じゃ。エエか、ほれっ、目で怒って〜、鼻で怒って〜、口で怒って〜、頬っぺたで怒って〜。はい、鏡っ!

猫女 ギャハハッ、変な顔〜。

師匠 そうじゃ、そうじゃ。笑え笑え。トコトン変な顔して、トコトン笑え。

猫女 人には見せられないけど、面白〜いっ。ハハハハハッ。

おやすみポーズ⑤

グルーミング

血液やリンパの流れをうながし、今日一日頑張った自分を褒める体操

猫って、とっても器用よね。身体をくねらせてペロペロとなめながら身だしなみを整えちゃうんだもの。体温調節の役割もあるんだって。私たちも『グルーミング』の気分で、手を柔らかく使ってポフポフ、ナデナデ、優しく身体にふれましょ。いい子、いい子って自分を褒めながらやるのが最高よっ。

「手当て」っちゅうのはな、ワシの好きな言葉なんじゃよ。気になるところに手を当てておくと、気持ちも血液も、エエもんがいっぱい集まってくる。まさに、いたわる心がココにあるんじゃよ。ほれっ。

ふぅ～。
じゃあ、そろそろ
本格的に寝る準備……
まねき猫の手で、
頑張った自分を
いたわってあげましょう。

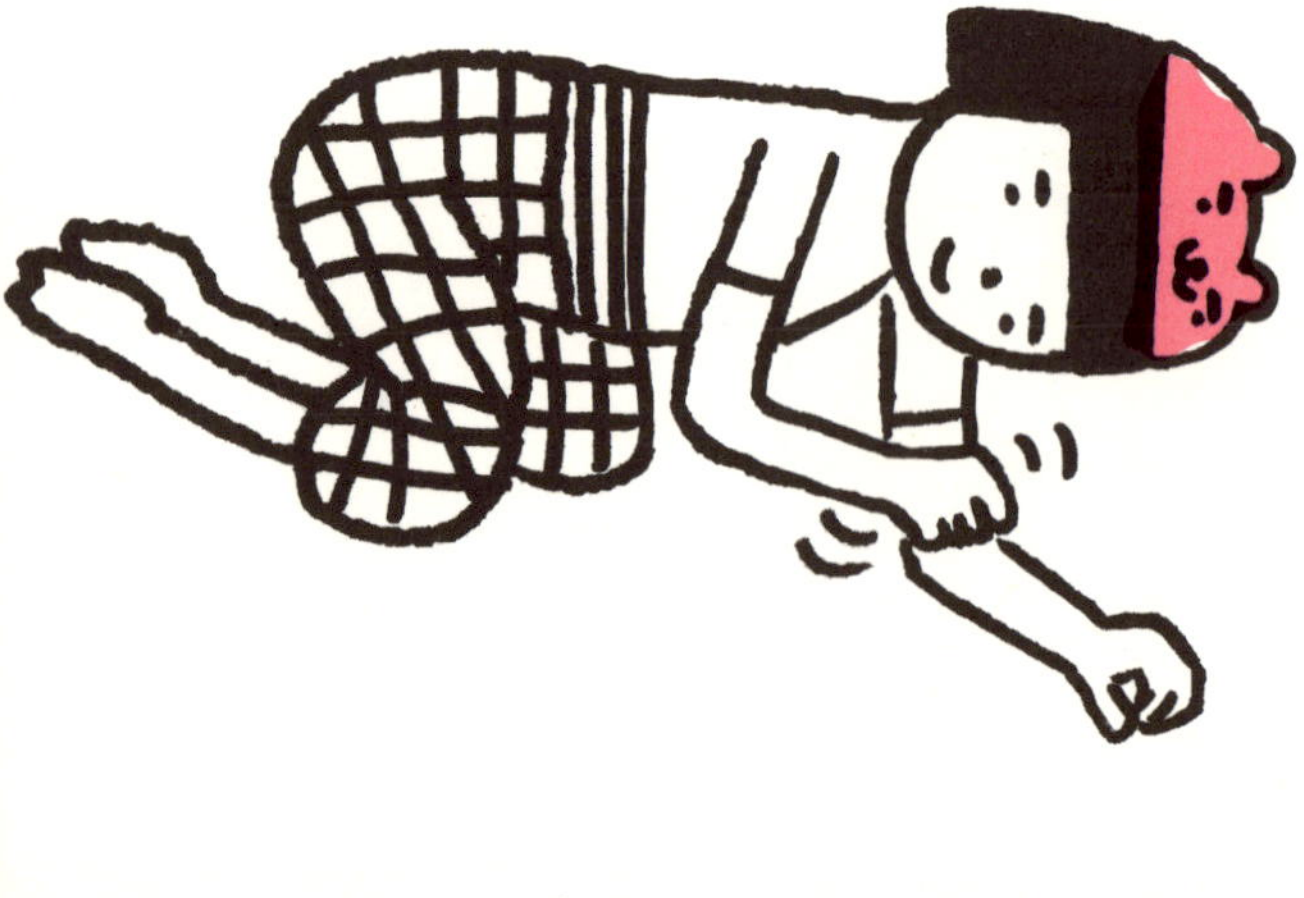

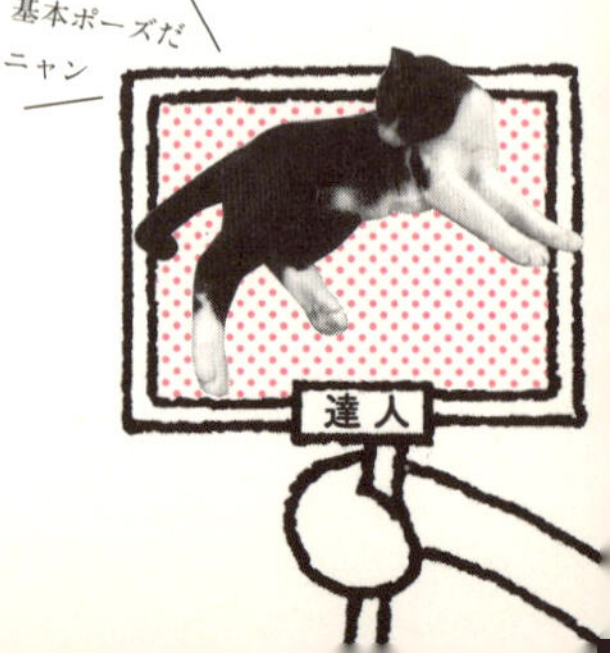

師匠　手はかる〜く握って、手首は柔らかく使うのがコツじゃよ。

猫女　わぁ〜、自分の手なのに、なんだか肉球がふれてるような不思議な感覚がありますよ。

師匠　ワシらも手足がむくんだり、冷えたりすることがあるからのぉ。撫《な》でられると気持ちエエんじゃよ。

猫女　あ、師匠、ちょっとココいいですか？　あ、そんな感じで…。

師匠　なんじゃ？　猫の手を借りとんのかっ！

猫女　あ、やっぱり本物はいいですねぇ。落ち着きますねぇ〜。

師匠　ほれ、自分でやらんかいっ。心も身体もダラダラととろけさせていったらエエわい。

猫女　ハニャア〜、どんどん眠りに落ちる感じですねぇ〜。

師匠　ふぁっふぁっふぁっ。エエ感じにダラダラしよるわいっ。ゴリゴリやらんでエエからの。サワサワとやってくれよ。

ペロペロ ニャンニャン いい子 いい子

すみずみまで、いい子いい子って優しくナデナデしてね。

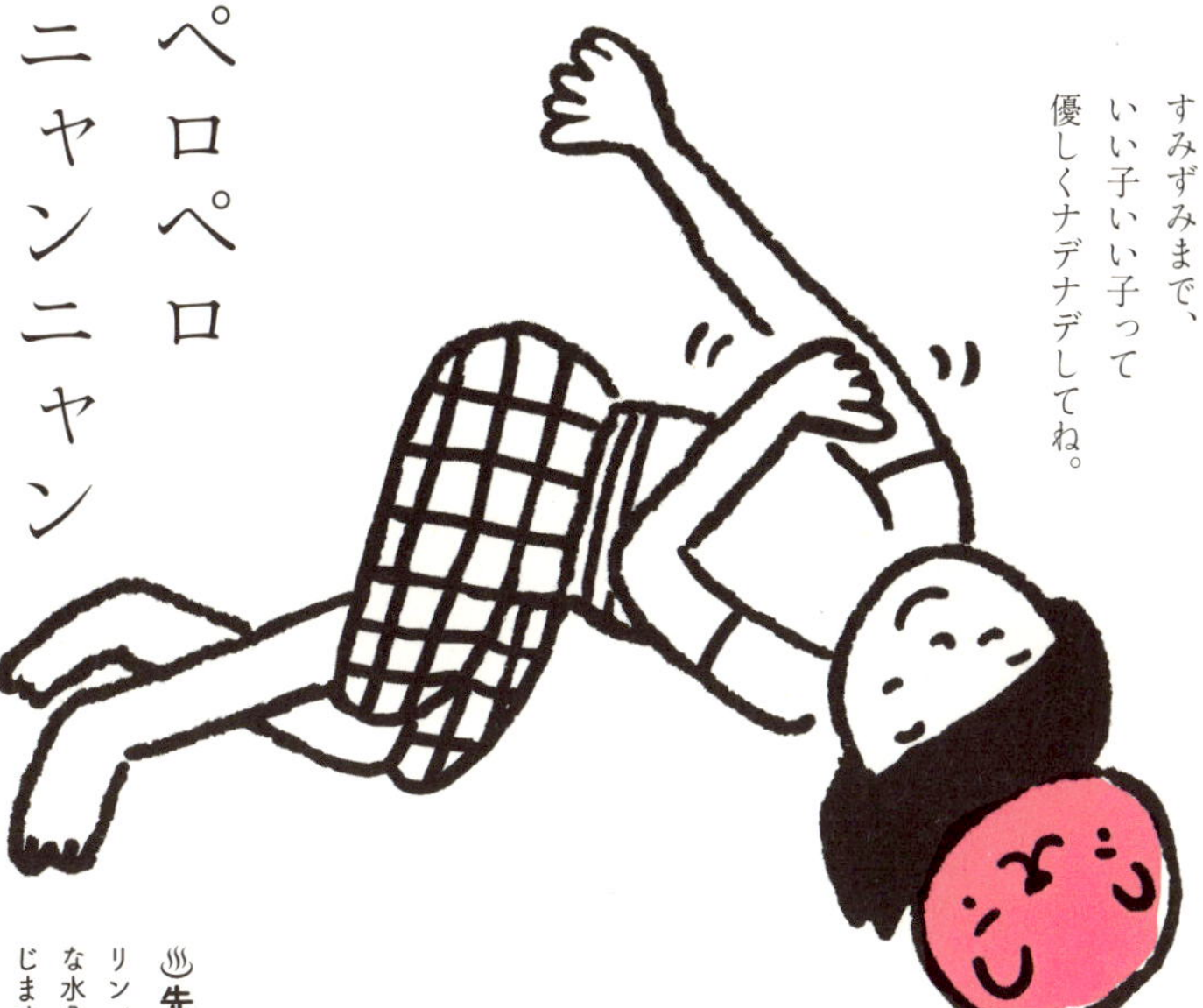

先生メモ

リンパの流れが滞ると、老廃物や余分な水分が体内にとどまり、むくみが生じます。リンパの流れは、腕や脚の曲げ伸ばしだけではなく、優しく撫《な》でることでうながすことができます。老廃物を含んだリンパ液は身体のいたるところからリンパ管に入り、腕や脚の付け根、おなかなどに点在しているリンパ節でろ過《か》されたのち、静脈へ注がれ心臓に戻ります。さらに腎臓に運ばれ、ろ過されて、体外へ排泄します。

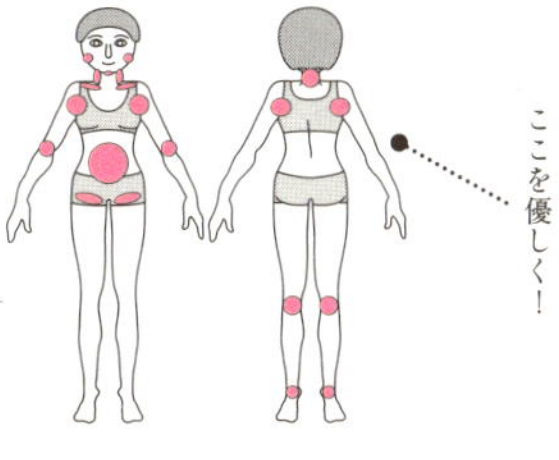

おやすみの深呼吸

明日への活力を養う体操

フワァ〜。そろそろグッスリ寝るのにいいタイミングね。『おやすみの深呼吸』をしてると、大きなあくびが出ちゃうし、心も身体もゆるゆるダラダラとリラックスできちゃうから、いつの間にか寝息に変わってるのよね〜。

ワシは、大の字になって寝るんが大好きなんじゃよ。こうやっておなかを見せられるいうんは、本当にありがたいことじゃや。幸せじゃのぉ。嬉《うれ》しいのぉ。うまい空気をいっぱい吸って、今日の疲れやら何やらは、毛と一緒にケポッと吐き出したらエエ。ほれっ。

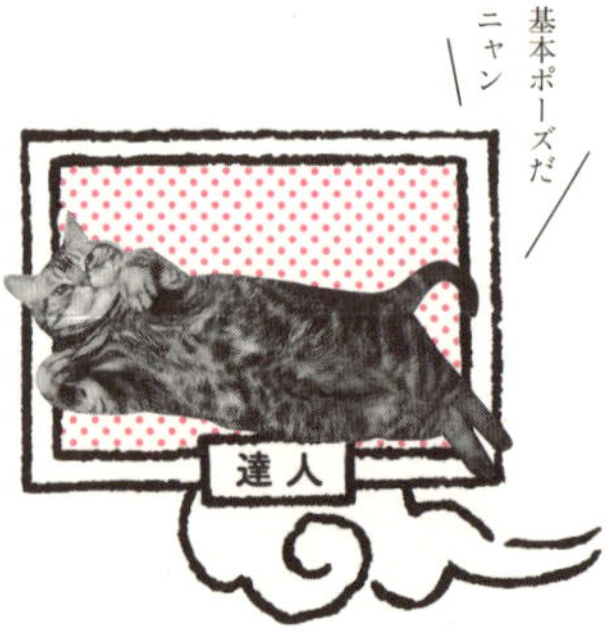
基本ポーズだニャン
達人

仰向けで、深呼吸〜

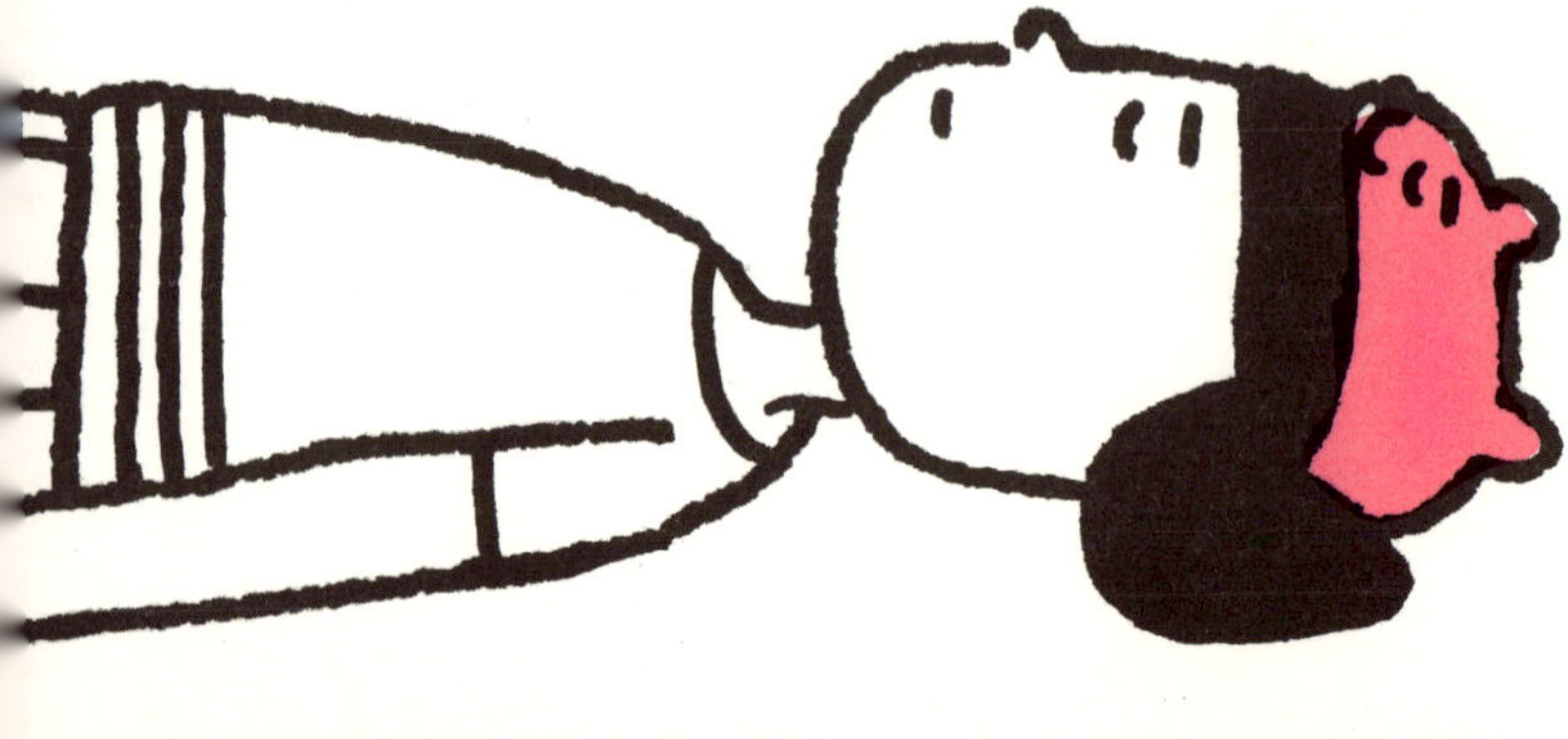

師匠　おぬしは器用じゃのぉ。ワシがおなかで息をするのは病気になって苦しいときくらいじゃわい。

猫女　深い呼吸は副交感神経《ふくこうかんしんけい》に働きかけるから、リラックスできるんですって。

師匠　なるほどのぉ。ほれ、鼻で吸って、口で吐く〜〜〜。

猫女　スーーー、ハーーー。

師匠　大きく吸って〜、細くながく〜く吐く〜。

猫女　スーーー、ハーーーーーーーー。

師匠　希望や元気や勇気を吸って〜、いらないものを吐き出す〜。

猫女　スーーー、ハーーー。

師匠　明日への活力を吸って〜、今日の疲れを吐き出す〜。

猫女　スーーー、ぐがーーー。

師匠　おやおや、もう眠りについたんかい。おやすみ。いい夢見ろよぉ。また明日のぉ〜。

猫女　ぐがーーーーー。

希望や元気や勇気を吸って〜いらないものはケポッ！

おなかが膨らんだり凹んだりするのを感じながら、吸って〜〜〜〜〜、吐いて〜〜〜〜〜

おやすみなさい……

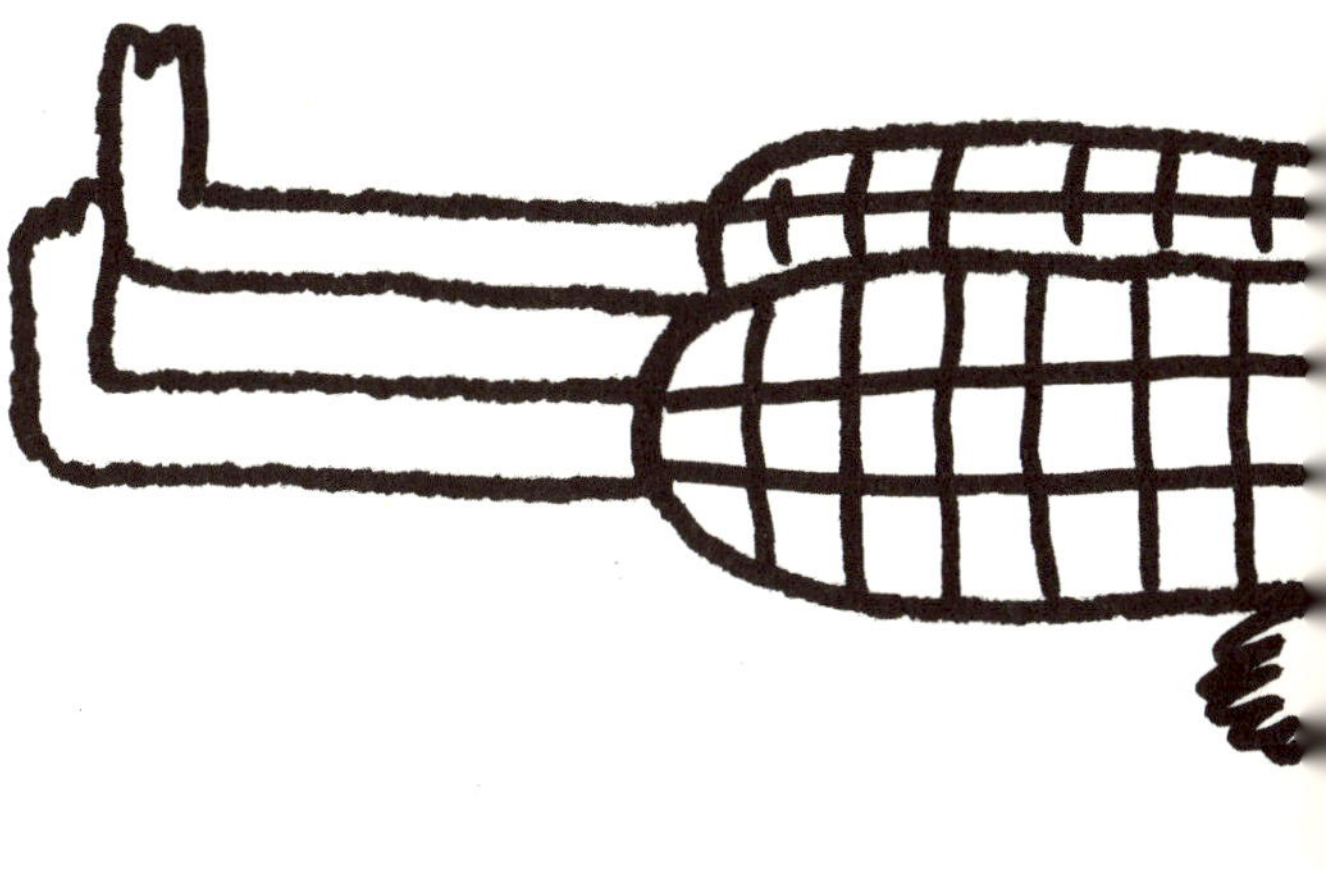

先生メモ

胸式呼吸は、肺の上側に空気を取り込むようなイメージで、腹式呼吸は、肺の下側に取り込むようなイメージをしてみましょう。両方を組み合わせることで、肺全体に酸素が行き渡りやすくなります。

横隔膜《おうかくまく》は、空気を吸ったときには下がり、吐いたときには上がります。深呼吸をすると、普段の呼吸よりも大きく動き、内臓に刺激を与えることができます。

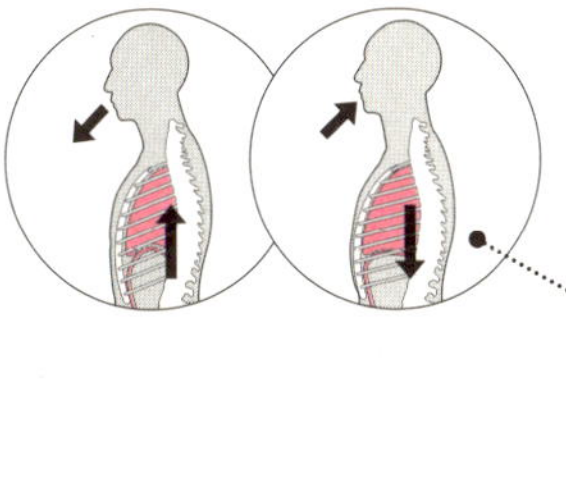

横隔膜の働き！

晴れて、頑張りすぎから卒業です！

ある日、施術中にストレッチをしていたところ、「この動き、うちの猫もしてるよ」とおっしゃる方がいました。「あれ？　ネコちゃんって猫背なのに、しなやかな動きをするのはなぜだろう。あれ？　寝てばかりいるのに、どうしてあんなに俊敏性があるのだろうか」と、ネコちゃんから学ぶことがたくさんあるように思えたのです。その瞬間から、『ゆるゆるネコ体操』プロジェクトがスタートしました。ネコちゃんたちのポーズを観察し、何度も真似をしているうちに、凝り固まった心と身体がゆるゆる溶けはじめたような感覚を味わいました。わぁ、これだ、と。体操のコンセプトは、ゆるゆる・ダラダラに決定です。

でも、大変なのはそれからです。ゆるゆる・ダラダラすることが大切ですから、体操を組み立てながら、二度寝、三度寝が当たり前になってしまいまして……。思うようにはかどらなかったことが、思い返しても笑える事実です。ですから、あなたも頑張りすぎず、猫師匠の言う五箇条を大事に守ってください。ネコちゃんとともにくつろぐ『ゆるゆるネコ体操』で、マイペースとマイリズムを大切に、「ちゃんとダラダラ」してくださいね。

さて、この『ゆるゆるネコ体操』をまとめるにあたり、多くの皆様のご協力を頂戴したことをここで感謝申し上げます。素晴らしいポーズを披露してくれた、可愛くてたまらない左馬之助くん、龍太郎くん、舞子ちゃん、虎太郎くん、チッチちゃん、チョコちゃん、マロンちゃん。膨大な写真撮影に奮闘してくださいました、ネコちゃんたちを愛してやまないご家族の皆様。医学的見地からの懇切丁寧なご指導や貴重な治療経験に基づくアドバイスをご教示くださいました、すぎもと動物病院の杉本祐一院長。我が脳内をつねに整理し、本の完成にゆるゆる導いてくださった総監督の清水恭子さん。そして、なんといってもこの『ゆるゆるネコ体操』を好きになってくださり、超ご多忙の中、ほんわかのほほんと温かいイラストの数々を描いてくださった浅生ハルミンさんと、絶妙な〝のほほん本〟にデザインしてくださった佐々木暁さんに感謝申し上げます。

………皆々さま、本当にありがとうございますっ。

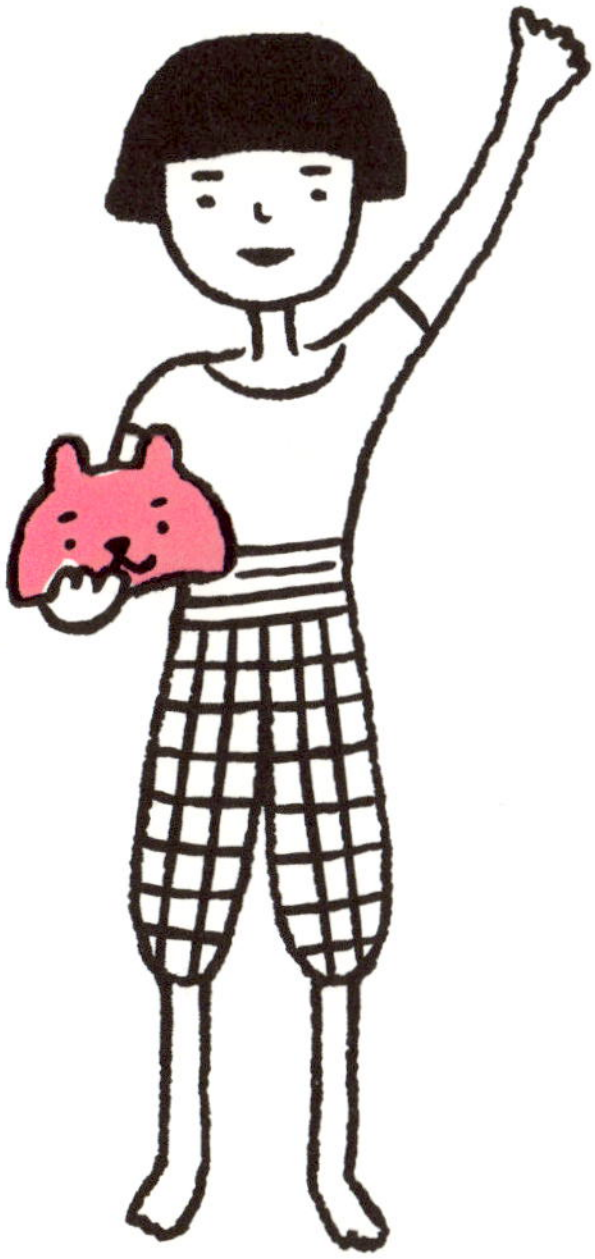

達人たちの肖像

今回登場した達人たちのさりげない（？）日常の姿をご披露します。中には次なる達人をめざし、日々、ちゃんとダラダラすることに励む修行猫の姿も……

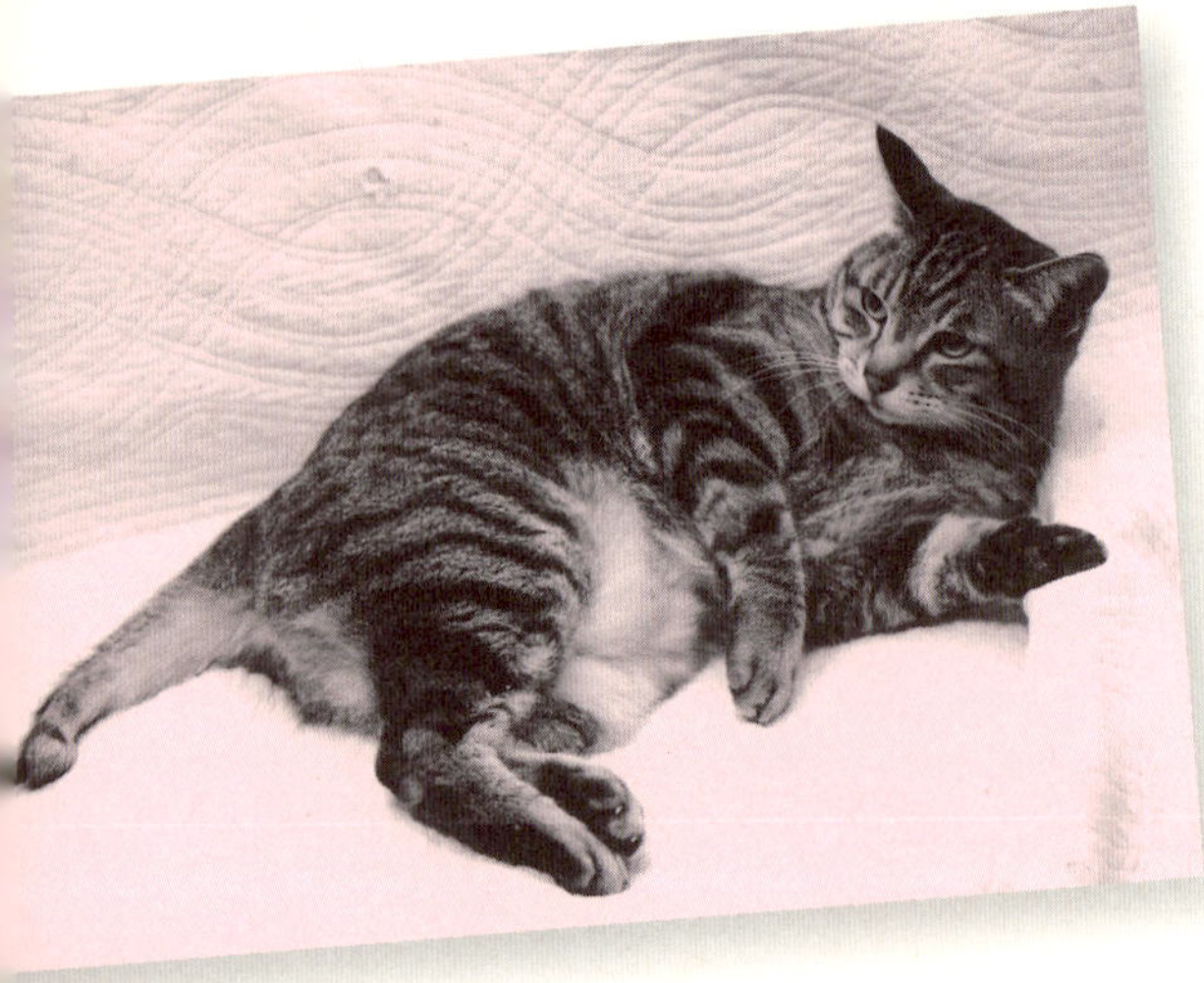

♥チッチちゃん

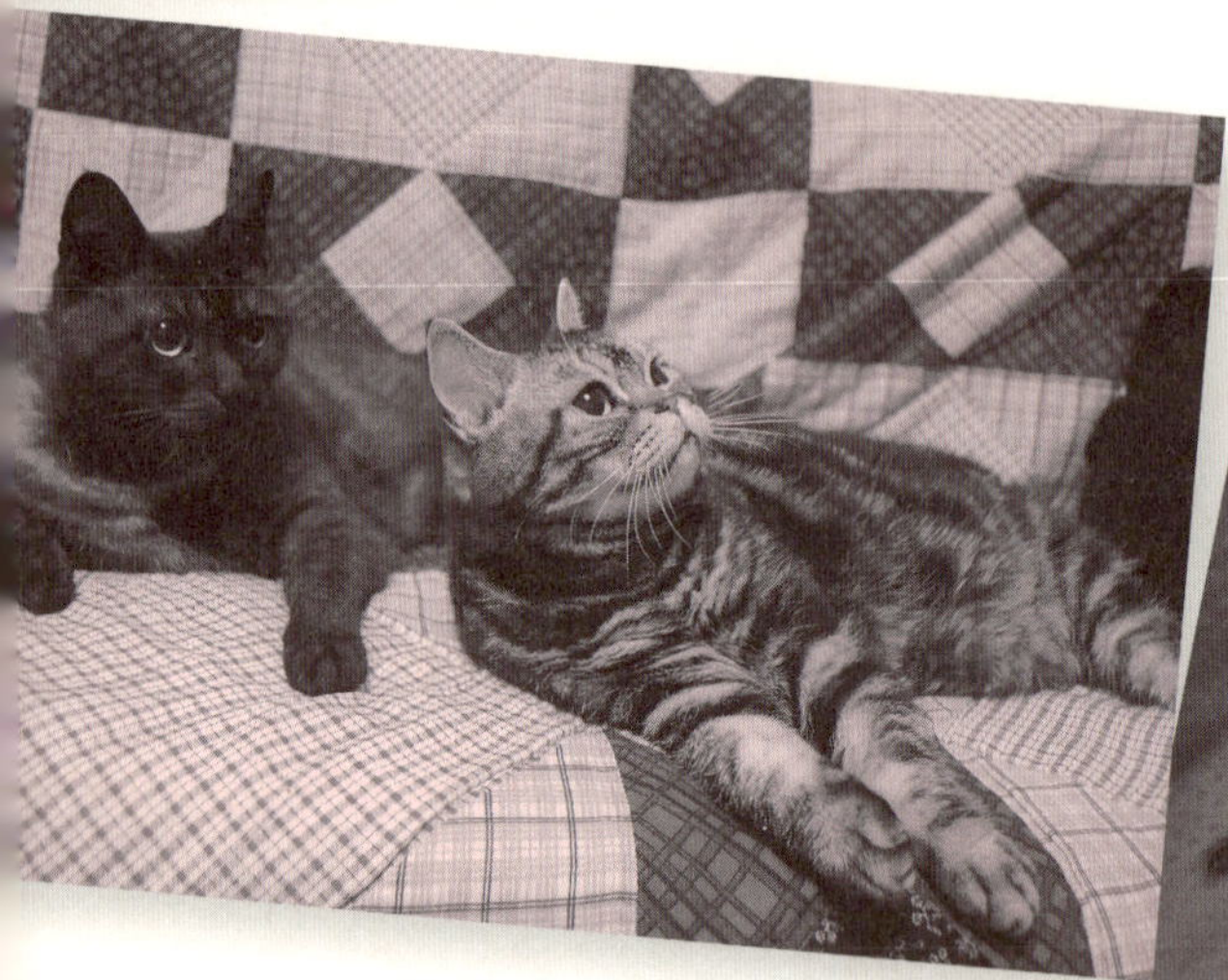

♥チョコちゃん
♥マロンちゃん

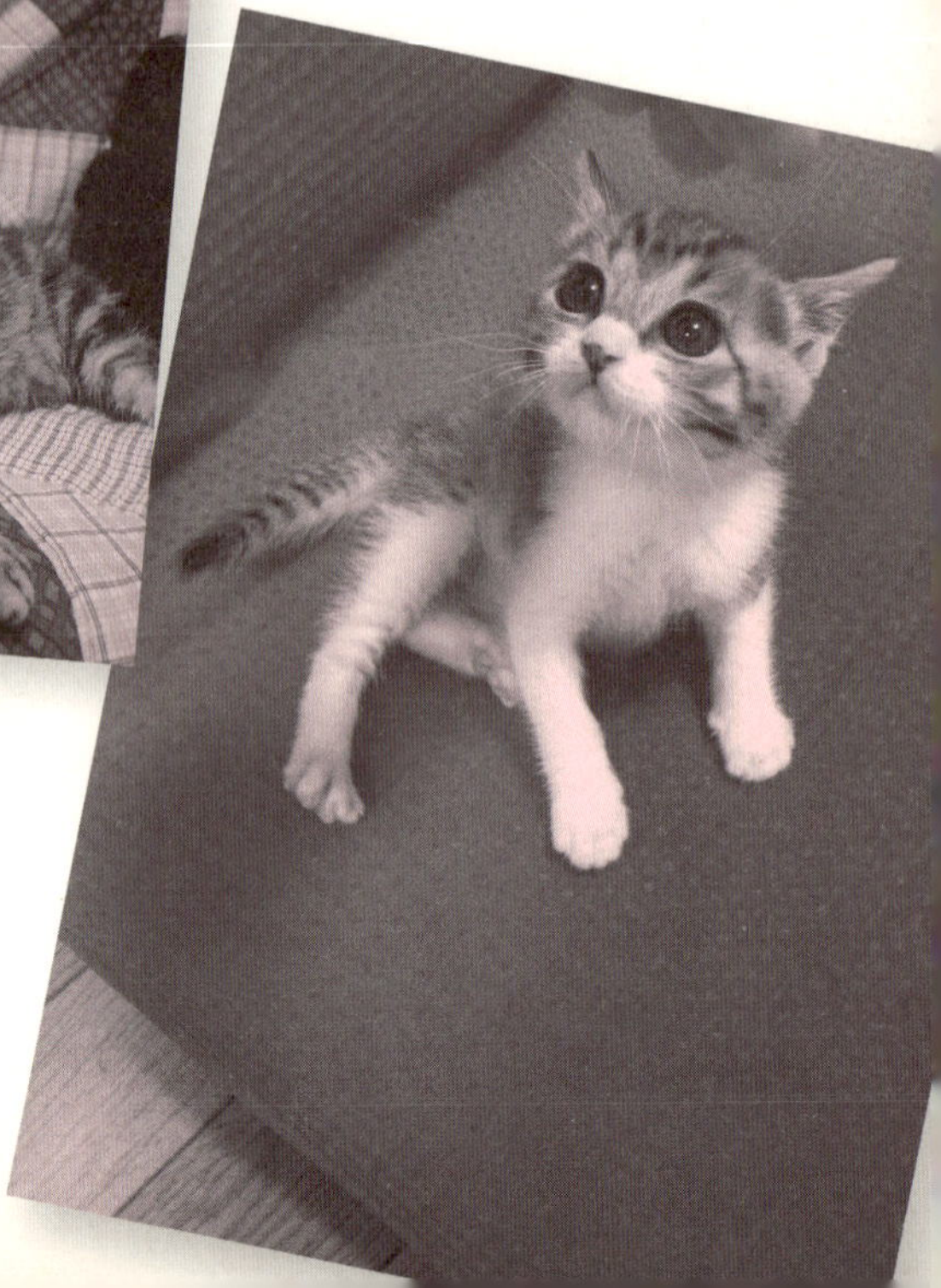

♥左馬之助くん

謝辞

本書の刊行にあたり、左記の方々にご協力頂きました。
心より御礼申し上げます。（順不同・敬称略）

◎企画協力
　企画の庭
◎特別協力
　すぎもと動物病院院長　杉本祐一
清水啓二（チッチちゃん撮影）
左馬之助くん、龍太郎くん、舞子ちゃん、虎太郎くん、
チッチちゃん、チョコちゃん、マロンちゃん
（そして彼らのご家族の皆様）。

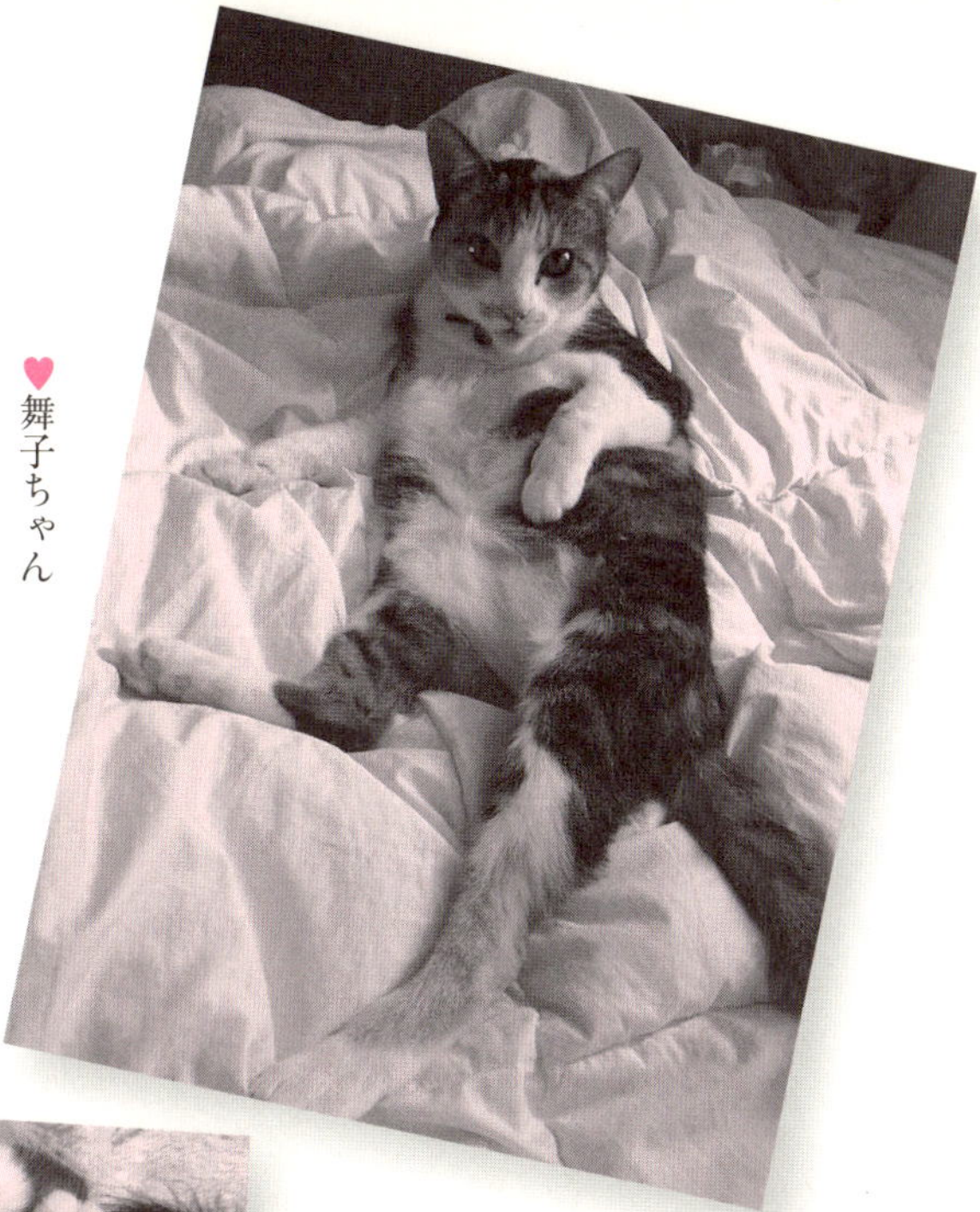

♥舞子ちゃん

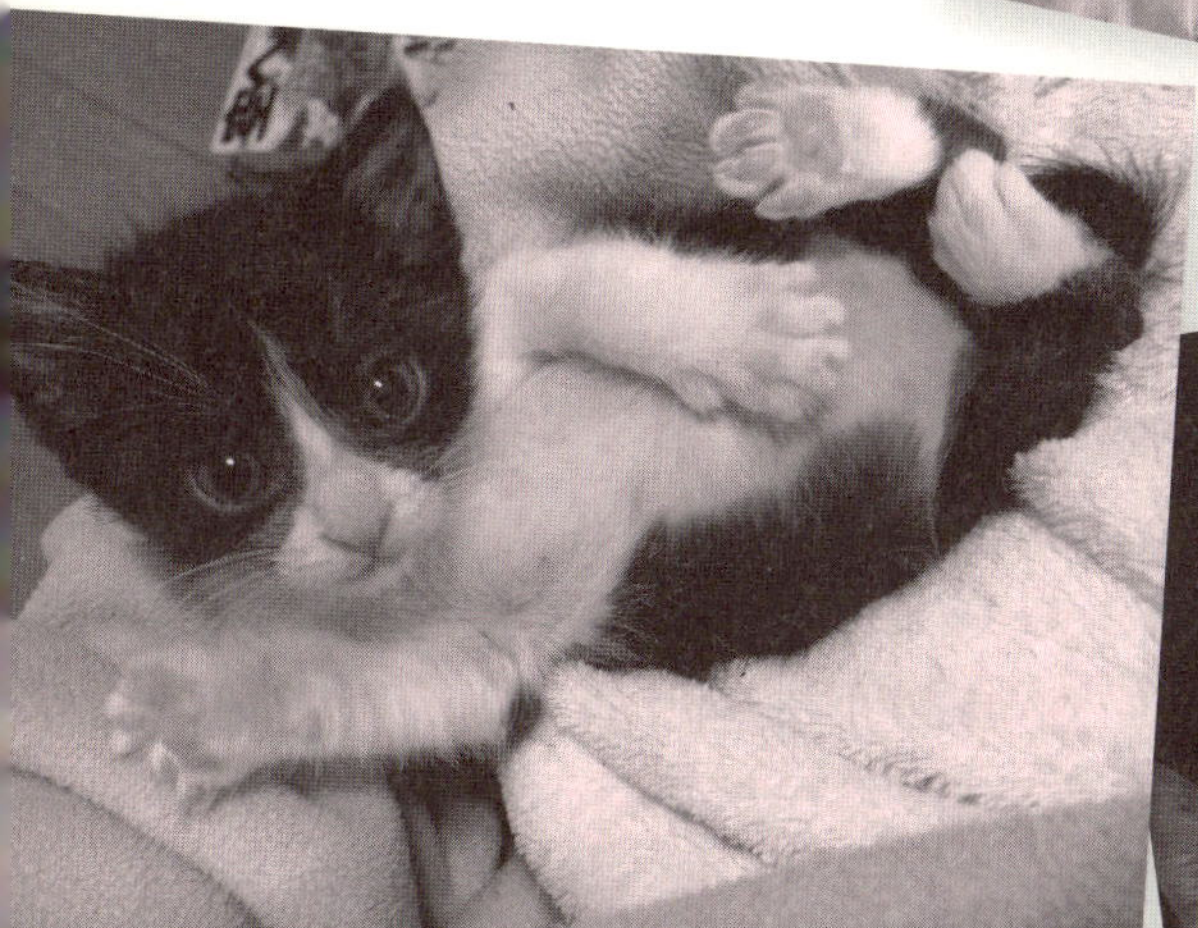

♥龍太郎くん

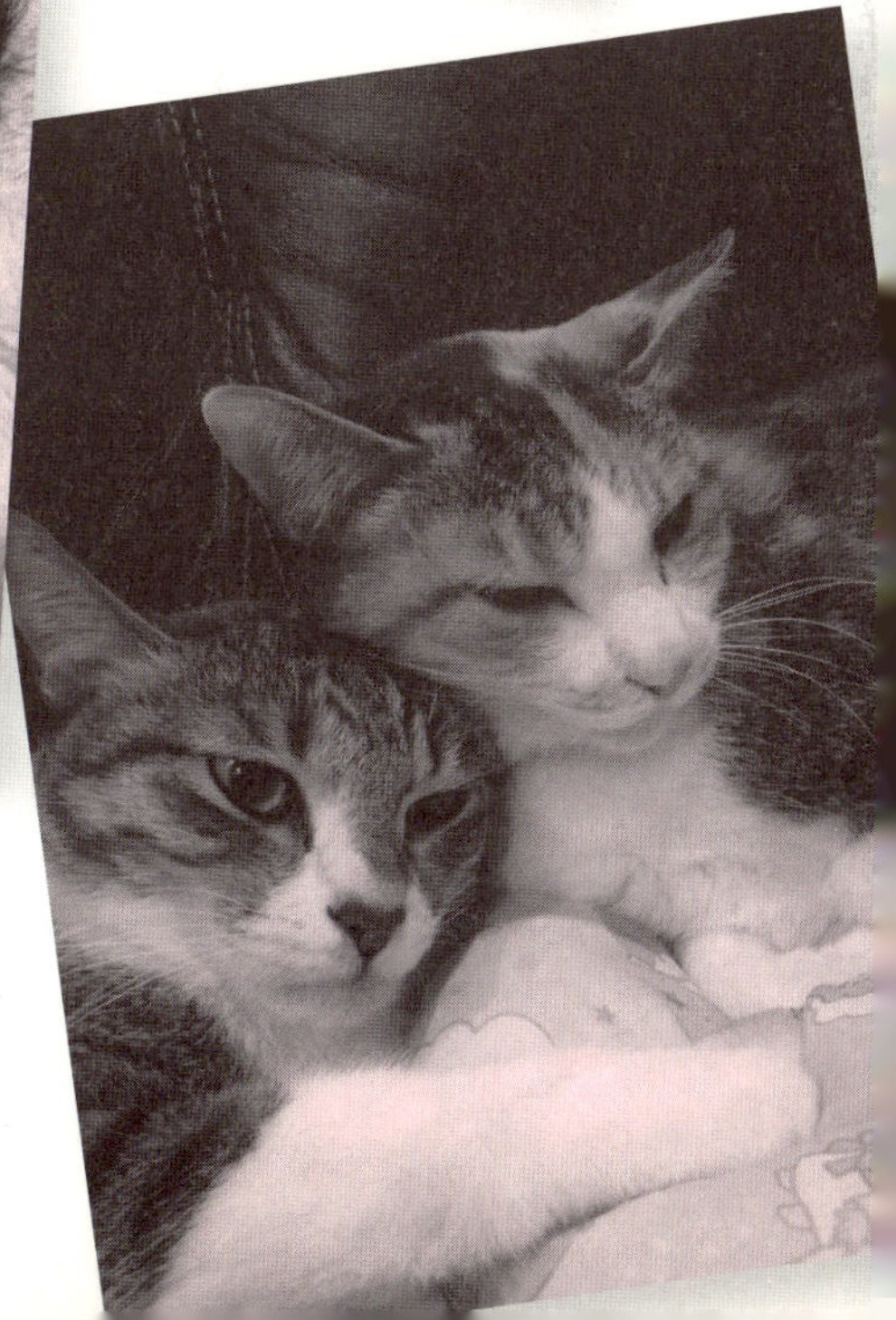

♥虎太郎くん（と舞子ちゃん）

ゆるゆるネコ体操

木次真紀（こつぎ・まき）

一九七四年、広島県出身。広島修道大学心理学卒業後、山陰放送入社。アナウンサー。二〇〇一年よりフリー。テレビ東京「東証アローズ」中継リポーター、テレビ朝日「スーパーJチャンネル」リポーターなど。現在、千葉テレビ「ウィークリー千葉県」キャスター、J・WAVE「ニュースルーム」アナウンサーほか。幼少より興味のあった東洋医学を東京療術学院にて学ぶ。整体、オステオパシーⅠⅡⅢ、エルダリーケア、気功修了。一般社団法人東日本療術師協会が認定する療術師、心理療術師、薬餌療術師。マインド・ボディ・セラピストとして訪問施術なども行う。

http://kotsugi.com/

浅生ハルミン（あさお・はるみん）

一九六六年、三重県出身。デザイン事務所勤務および現代美術家としての活動を経て、現在はイラストレーター、エッセイスト。著書に「猫の目散歩」（筑摩書房）「三時のわたし」（本の雑誌社）「猫座の女の生活と意見」（晶文社）「猫のパラパラブックスシリーズ」（青幻舎）などがある。「私は猫ストーカー」（中公文庫）は二〇〇九年に星野真里の主演にて映画化され、話題となった。

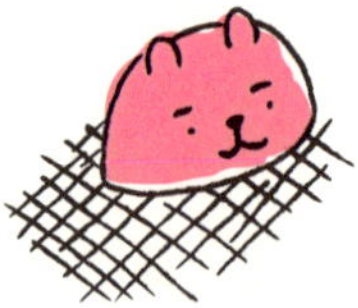

二〇一四年一〇月三〇日　初版発行
二〇一五年　一月一五日　二刷発行

著者＝木次真紀《こつぎまき》
イラスト＝浅生ハルミン
発行者＝足立欣也
発行所＝株式会社求龍堂
東京都千代田区紀尾井町三ノ二三
文藝春秋新館一階　〒一〇二ノ〇〇九四
☎〇三・三二三九・三三八一（営業）
〇三・三二三九・三三八二（編集）
http://www.kyuryudo.co.jp
印刷・製本＝図書印刷株式会社
装幀＝佐々木暁
編集＝清水恭子（求龍堂）

ISBN978-4-7630-1442-9 C0075

『ゆるゆるネコ体操』の歌
おやすみバージョン

どうも。
今日も一日お疲れさん
ゆるゆるダラダラネコ体操じゃ～

①

お布団のなかに　寝転がるまえに
アハンッ　憂いたっぷり
ウフンッ　ためいきまじり

ゆるゆるゆるゆる
ダラダラダラダラ

心も身体も　くゆらせて
いつもの匂いに　包まれる

「ニュ～ッとのばして
セクシーだニャ～ンッ」

②

ちょこんと座って　バランスとって
アハンッ　おしり覗いて
ウフンッ　恥じらいまじり

ゆるゆるゆるゆる
ダラダラダラダラ

心も身体も　バレリーナ
美しさという　芸術よ

「アン　ドゥ　トロワッ
きれいキレイだニャ」

③

獲物をねらって　射止める目つき
アハンッ　こっちを向いて
ウフンッ　離さないから

ゆるゆるゆるゆる
ダラダラダラダラ

心も身体も　リズミカル
本能全開　ハンターなのよ

「おしりを　フリフリ
腰を　ユラユラ」

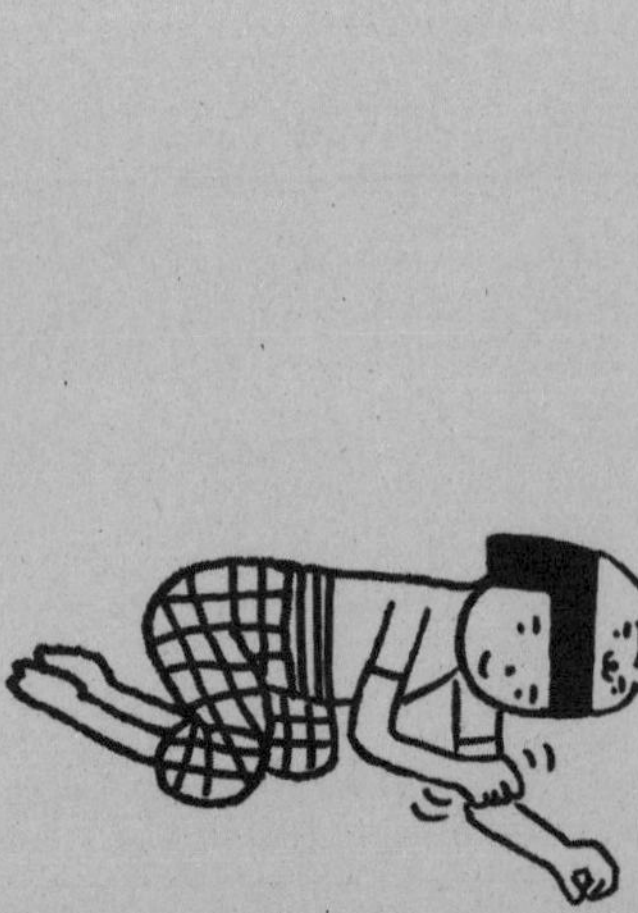

④

我慢しないで　感情ぶつけて
アハンッ　はじめての姿
ウフンッ　これもいいかもね

ゆるゆるゆるゆる
ダラダラダラダラ

心も身体も　かろやかに
大大大好きな　わ・た・し

「んにゃ～　んにぃ～　んにゅ～
んにぇ～　んにょ～～～！」

⑤

お手てを丸めて　あなたにふれる
アハンッ　癒されたいの
ウフンッ　手当てしたいの

ゆるゆるゆるゆる
ダラダラダラダラ

心も身体も　とろけてしまう
ポフポフ肉球　愛してやまない

「ペロペロ　ニャンニャン
いい子　いい子」

⑥

お布団の中に　寝転がったら
アハンッ　夢心地なの
ウフンッ　夢の中なの

ゆるゆるゆるゆる
ダラダラダラダラ

心も身体も　おやすみなさい
スーーーー　ハーーーーー

「希望や元気や勇気を吸って～
いらないものは　ケポッ！」